OTRA MIRADA ES POSIBLE

DAVID VARGAS

OTRA MIRADA ES POSIBLE

El poder de un enfoque espiritual
para reducir el sufrimiento
y mejorar tu vida

Grijalbo

Papel certificado por el Forest Stewardship Council®

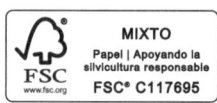

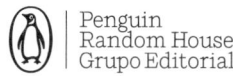
Penguin
Random House
Grupo Editorial

Primera edición: enero de 2026

© 2026, David Vargas
© 2026, Penguin Random House Grupo Editorial, S. A. U.
Travessera de Gràcia, 47-49. 08021 Barcelona

Printed in Spain – Impreso en España

ISBN: 978-84-253-7122-6
Depósito legal: B-19.604-2025

Compuesto en Compaginem Llibres, S. L.
Impreso en Gómez Aparicio. S. L.
Casarrubuelos (Madrid)

GR 7 1 2 2 6

Mientras nosotros nos girábamos para hablar, aprovechó para deslizar la mano sobre la sábana y mover el dedo índice de un lado a otro para decir que NO.

Yo no vi ese movimiento, me lo contaron semanas después de que falleciera, y esa información quedó grabada dentro de mi alma sin entender realmente la magnitud de lo que significaba.

Quién me iba a decir que, años más tarde, ese movimiento minúsculo de mi padre horas antes de morir cambiaría mi vida.

Para los que se fueron, pero siguen estando del otro lado

El dolor profundo, cuando no encuentra respuesta, no busca consuelo. Busca expansión. Busca una manera más amplia de mirar. Busca nuevas leyes, nuevas formas de comprender la experiencia humana. En esa búsqueda, empieza la verdadera sanación.

ÍNDICE

INTRODUCCIÓN

Cuando el dolor hackea la lógica

Hay momentos en la vida en los que el dolor no solo te golpea: te desarma. Hace que las cuentas que siempre te salían ya no sumen. Que lo que antes tenía sentido ahora no lo tenga. Y entonces algo dentro de ti se tambalea. Ya no puedes seguir mirando con los mismos ojos. Ya no puedes seguir creyendo solo en lo que se ve, se toca o se mide.

A mí me ocurrió. No voy a explicarte ahora todos los detalles —eso irá apareciendo, como lo hace en la vida, poco a poco—, pero sí te adelanto algo: hubo una experiencia que me rompió. Y esa rotura fue, sin saberlo, una puerta. Me obligó a mirar diferente. Me obligó a preguntarme cosas que nunca me había permitido. Me obligó a replantearme la vida, la muerte, el sentido de todo esto.

Este libro nace de ese lugar. No es un libro de autoayuda. No es un manual espiritual. No es una recopilación de frases bonitas para colgar en la nevera. Es una conversación. Una exploración. Un intento honesto de poner palabras a lo que se siente cuando lo que sabías ya no te sirve. Y a lo que ocurre cuando te abres a mirar con otros ojos.

Porque cuando el dolor te hackea, tienes dos caminos: resistirte o abrir el corazón. Y si lo abres —aunque cueste—, puede que encuentres algo que no esperabas. Paz. Comprensión. Incluso belleza.

Este libro está escrito para ti si te hallas en uno de estos tres lugares:

—Si has pasado por una pérdida o un trauma que te ha dejado sin respuestas.

—Si estás atravesando esa crisis extraña —y a veces dolorosa— de mitad de vida.

—Si, sencillamente, te sientes perdido. Sin rumbo, sin claridad, sin saber por dónde tirar.

Si te encuentras en alguno de estos lugares —o si la vida te ha dejado cerca de ellos—, este libro es para ti. Y no porque tenga todas las respuestas, sino porque puede ayudarte a hacerte preguntas mejores.

Porque otra mirada no solo es posible. Es necesaria.

LA UNIÓN
DE LOS PUNTOS

En el célebre discurso que pronunció en la Universidad de Stanford Steve Jobs dijo: «No puedes conectar los puntos mirando hacia delante; solo puedes conectarlos mirando hacia atrás». En la vida, muchas veces sentimos que los eventos no tienen sentido, que las piezas del rompecabezas no encajan. Pero, con el tiempo, las piezas se conectan. Lo que parece una casualidad, a veces revela un patrón. Y cuando nos atrevemos a mirar atrás, nos damos cuenta de que todo tiene un propósito, incluso lo que parece más caótico y desconcertante.

PUNTO 1. AGOSTO DE 2015

Durante muchos años creí que el mundo era, en esencia, una gran ecuación lógica. Que si una persona hace A, suma B, obtiene C; que si sigues las reglas, si actúas con sentido común, si te cuidas, si piensas con la cabeza... las cosas salen. Que la realidad se podía medir, observar, explicar.

Y esa ecuación funcionaba. Funcionaba en la vida cotidiana, en la medicina, en las ciencias de la salud, en la toma de decisiones. Funcionaba... hasta que dejó de hacerlo, y entonces llegó el dolor. Y no hablo de un dolor físico, sino de ese otro dolor que descoloca, que paraliza, que desarma todas las estructuras mentales con las que uno creía comprender la vida. El dolor de la pérdida, de no entender y no tener las respuestas.

Hace diez años, mi padre —un hombre fuerte, sano, escéptico y sencillo— empezó a tener un dolor de cabeza muy fuerte. Era agosto, yo estaba de vacaciones en Mallorca con mi mujer y mi hija mayor; el pequeño aún no había nacido. Mi padre, en Girona, con mi madre. No me dijeron nada, así que yo no sabía nada. Y, sin embargo, mi cuerpo reaccionó sin yo saberlo.

Ese mes, mientras escribía mi primer libro, empecé a ver mal. No era visión borrosa ni vista cansada. Era algo raro, como si las letras se movieran mientras escribía. Fui al óptico. Me dijo que no tenía nada, pero esa sensación seguía en mi visión.

A finales de agosto, cuando volvemos a casa tras las vacaciones, me entero de que mi padre sufre un dolor de cabeza muy fuerte en la zona frontal, un tipo de dolor que no pinta bien. Insisto en que vaya al médico. Le hacen un TAC craneal y le diagnostican un hematoma subdural (un sangrado entre el cerebro y el cráneo) que puede comprimir el encéfalo y causar la muerte si no se drena. El tratamiento es una cirugía que consiste en perforar el cráneo para evacuar la sangre.

Los motivos por los que un hematoma subdural se produce son o bien porque la persona se ha dado un golpe en la cabeza, o bien porque usa fármacos anticoagulantes. Ninguno de los dos casos es el de mi padre.

Lo operan. Drenan la sangre y mejora, pero a los diez días... recae. Algo no cuadra. Investigo y descubro que la tasa de recaídas en este tipo de intervenciones es muy baja en centros especializados, pero él ha recaído; la cosa se está complicando. Los factores que suelen provocar este tipo de sangrados no encajan con la historia clínica de mi padre. Tampoco son habituales las recaídas tras la intervención quirúrgica, como le ha ocurrido a él. De modo que proponen una segunda intervención, aunque empezamos a tener la mosca detrás de la oreja. Mejora tras la operación, pero vuelve a recaer. Y es aquí donde la ecuación deja de tener sentido por completo.

Los médicos no saben por qué se repite el sangrado. Mi padre no había tenido ningún golpe ni tomaba anticoagulantes. No hay una causa clara. Y cuando no hay una causa clara, la incertidumbre se dispara y el miedo también.

Aún sin respuestas, trazan un plan: practicarán un agujero más grande para sacar más sangre. Un agujero más grande, un drenaje más profundo. Apretar más, en definitiva. Con el tiempo he aprendido que, cuando una solución no funciona, apretar más tiene escaso sentido y no ofrece mejores resultados, más bien al contrario. Pero sigamos.

Llega el día de la tercera cirugía, veinticinco días después de la primera. Esa mañana voy a verlo a la habitación del hospital. Recuerdo que le pregunté:

—Papá, ¿cómo estás? ¿Tienes miedo?

Y él, con su sencillez de siempre, me dijo:

—David, hay que echarle coraje. Ya está.

Cero drama. Cero miedo. Una calma tan profunda que hoy me parece... otra señal.

Más tarde, mientras estamos en la habitación con la familia y algunos amigos, la suegra de mi hermana le dice a mi padre algo como: «Venga, Pepe, a ver si te recuperas y ya te sacan de aquí». Y en ese momento, sin percatarnos los demás, mi padre le hace un gesto sutil negando con el dedo índice. Un simple gesto. Casi imperceptible, pero cargado de algo que no puedo explicar del todo. Como si su consciencia lo supiera. Como si su alma ya hubiera entendido lo que iba a pasar.

A nosotros no nos dijo nada. Solo a ella. Como si su consciencia quisiera dejar un mensaje de clarividencia para los que nos quedábamos, antes de seguir su camino.

Esa tarde entra en quirófano. Todo va bien, la operación transcurre según lo previsto. Cuando le están cerrando, sucede: colapso cerebral. La doctora sale temblando del quirófano. «No lo entiendo, todo iba bien». Y entonces, todo lo que yo creía entender sobre la vida, la salud, la ciencia... se rompe: lo trasladan a la UCI y apenas veinticuatro horas más tarde fallece.

Unos días después, nos enteramos de algo más. Entre la segunda y la tercera operación, mi padre —escéptico hasta la médula, el primero en reírse de cualquier cosa *espiritual* o mínimamente próxima al esoterismo— le hizo una extraña confesión a su amigo Miguel: «Creo que me está llamando Valeriano». Valeriano era el tercer amigo de ese trío inseparable. Había fallecido un año atrás, y mi padre, que jamás hablaba de cosas así, dijo eso, como si estuviera sintiendo una llamada desde el otro lado. No volvió a hablar del tema.

Lo supimos después, cuando su amigo nos lo contó, igual que lo del gesto con el dedo en la habitación. Y fue ahí donde algo empezó a cambiar en mí.

Después de la muerte de mi padre, esa visión extraña que yo había percibido —esa sensación de desajuste visual— desapareció por completo, es más, no la he vuelto a notar. De algún modo, pareciera que este síntoma me conectaba con lo que a él le estaba pasando.

Fue la primera semilla. La que abrió una grieta en mi forma de ver el mundo. Y cuando una grieta se abre, ya nada vuelve a ser igual. Durante un tiempo, lo intenté todo para calmar el deseo de una explicación racional. El vacío de información por parte de los médicos combinado con el dolor de la pérdida me empujó a buscar respuestas. Hablé con neurocirujanos, médicos, expertos. Pedí informes. Le hicieron la autopsia. Nadie supo decir con certeza de qué murió mi padre. Una operación sencilla, sin complicaciones, tuvo un desenlace para el que no existía ninguna explicación. Y eso que en medicina se llama «incertidumbre clínica» para el alma tiene otro nombre: **sufrimiento**.

Hasta que, poco a poco, algo empezó a cambiar. Mi amiga Julieta París, psicóloga y antropóloga, me recomendó el libro del doctor Pim van Lommel *Consciencia más allá de la vida*. Se trata de un texto increíblemente riguroso y documentado que combina estudios clínicos con testimonios reales sobre experiencias cercanas a la muerte y que abre la puerta a una visión revolucionaria de la consciencia como fenómeno no local y posiblemente independiente del cerebro.

Empecé a mirar más allá de la ecuación clásica, A + B = C, que nos dice que solo existe lo que se puede ver, tocar y medir, y que tantas veces se queda corta cuando aparece el dolor profundo, el trauma, la pérdida. Y me atreví —casi empujado por la necesidad— a incluir una nueva variable, invisible, que no obedece a la lógica clásica, pero que muchas veces da sentido cuando la lógica falla. Hablo de la física cuántica y su relación con la consciencia. La física cuántica nos habla de leyes donde no hay espacio, ni tiempo, ni materia tal como la entendemos. Donde ocurren cosas como la **sincronicidad**, la **intuición profunda**, la **clarividencia**, o esa certeza inexplicable que a veces tienen quienes están cerca de la muerte. Y ahí, por fin, la ecuación empezó a tener sentido.

No desde la razón, sino desde la consciencia.

No desde la lógica, sino desde una verdad más amplia. Una verdad que no se demuestra, pero se siente. Que no se explica, pero se vive.

PUNTO 2. JUNIO DE 2024

Hace un año viví muy de cerca el final de la vida de un buen amigo que padecía una extraña enfermedad. Llevaba meses muy mal, pero ningún profesional alcanzaba a entender qué le ocurría. Él sabía que lo que le sucedía era grave e irreversible, pero los demás no lo podíamos entender en profundidad. Él hablaba de que algo dentro de sí se había roto de manera definitiva. Lo intentamos todo para ayudarlo, pero no había nada que hacer. Su final ya estaba escrito.

Como el de mi padre, fue un fallecimiento repentino que nos costó mucho asimilar. Las dudas más comunes nos acecharon de inmediato a todos: ¿se podría haber hecho más?, ¿se podría haber hecho algo diferente? La verdad es que no. A los pocos días de fallecer, supimos que un mes antes había hecho testamento. Él sabía que había llegado su hora. La clarividencia de los que están cerca del otro lado le permitió ver lo que aún no comprendíamos: le mostró una verdad que solo el alma puede percibir antes de partir.

Durante una conversación profunda con su mujer, me vino a la mente el dedo índice de mi padre diciendo que no. Algo muy profundo me estremeció. Igual que mi padre sabía que no sobreviviría a la operación y lo expresó con el movimiento de su dedo, mi amigo sabía que su enfermedad era terminal y dejó constancia de ello ante un notario.

¿A qué tipo de inteligencia superior acceden las personas que se encuentran en estados cercanos a la muerte? ¿Qué saben ellos que nosotros desconocemos? ¿De dónde vino la imagen del dedo índice de mi padre diciendo que no? No fue un recuerdo. Fue más bien una especie de intuición profunda, una visión repentina que atravesó mi consciencia como una chispa fugaz pero cristalina. No era una imagen del pasado, sino una sensación de algo presente que venía de un lugar más allá de las palabras, de la lógica. Como si en ese instante, a través de mi padre y mi amigo, estuviera accediendo a un tipo de conocimiento que solo aquellos que han estado cerca de la muerte parecen entender. Esa sensación de certeza, de saber sin dudar, de conocer algo que está más allá de la experiencia terrenal, es algo que muchos reportan al haber tenido experiencias cercanas a la muerte.

Tal vez, como explican los estudios de la consciencia, sea un acceso a una inteligencia superior, una forma de conocimiento que no se puede racionalizar con nuestras herramientas convencionales. No es algo que podamos medir ni explicar con la ciencia clásica.

¿Qué sabían ellos que nosotros no sabemos? Quizá supieran que no todo termina cuando el cuerpo se apaga, que hay algo más allá, una conexión más grande entre todos nosotros que no se puede explicar con nuestras limitadas perspectivas humanas. Quizá, simplemente, supieran lo que yo aún no entendía: que las respuestas no siempre se encuentran en las explicaciones racionales, sino en los momentos de silencio, en las sensaciones más allá de lo físico. Y así el dedo de mi padre no solo se convirtió en un gesto: se convirtió en una señal, un recordatorio de que, en medio del dolor y la pérdida, hay algo más, algo que podemos intuir, pero que solo se revela cuando nos permitimos estar en sintonía con esa dimensión más amplia.

Esa visión del dedo diciendo que no ha sido una semilla de luz que ha alimentado muchas conversaciones con la mujer de mi amigo y nos ha ayudado a transmutar el dolor. No fue un recuerdo fortuito, fue un mensaje que venía de otra dimensión con el objetivo claro de hacer el bien a los que se quedan.

La unión de estos dos episodios, aparentemente aislados, pero profundamente conectados, ha transformado mi forma de ver la vida en el último año. Esta unión me ha mostrado que las respuestas, aunque no siempre evidentes, están siempre ahí, esperando a ser descubiertas cuando estamos dispuestos a ver más allá de lo que conocemos.

Todo esto me ha hecho entender algo importante: el dolor profundo, cuando no encuentra respuesta, no busca consuelo. Busca expansión, una manera más amplia de mirar. Busca nuevas leyes, nuevas formas de comprender la experiencia humana. En esa búsqueda empieza la verdadera sanación.

Este libro nace de ahí. De esa grieta. De esa pérdida. Y de esa posibilidad. Si estás leyendo esto quizá estés atravesando un proceso parecido, una crisis, una pérdida, una pregunta para la que aún no tienes respuesta.

Te lanzo esta invitación:

¿Qué pasaría si aplicaras estas leyes cuánticas no solo a los momentos de dolor, sino también a tu día a día?

¿Qué ocurriría si vivieras tu vida cotidiana con esta consciencia más amplia?

¿Podría cambiar tu manera de amar, de trabajar, de vivir?

¿Podría tu cuerpo enfermar menos?

¿Podrías sentirte más alineado, más en paz?

Todo esto es lo que vamos a explorar juntos.

Y todo empezó con una ecuación... que no salía.

TRES PUERTAS QUE SE ABREN

No todos llegamos al mismo lugar por el mismo camino. Algunas personas llegan a este libro porque algo se les rompió por dentro: una pérdida, una enfermedad, una muerte, una traición. Algo que no estaba en los planes y que sacudió todos los cimientos. A ese grupo lo llamaremos el grupo del dolor.

Otras personas no han sufrido necesariamente un golpe visible ni han experimentado una pérdida concreta ni han recibido una noticia devastadora. Pero sí perciben una sensación interna, como un eco sordo que no para de repetirse: «¿Esto era todo?». Es la crisis existencial que suele aparecer hacia la mitad de la vida, cuando ya se han conseguido algunas metas, y, sin embargo, sentimos un vacío. A este grupo lo llamaremos el grupo del cuestionamiento.

Y, por último, están quienes no han perdido nada, pero tampoco sienten que han encontrado algo. Son las personas que simplemente están perdidas. A menudo son jóvenes, pero no siempre. Personas que miran hacia delante y no ven un horizonte claro, que sienten que no encajan en la vida que llevan, pero no saben cómo construir otra. Se encuentran, literalmente, en un limbo. A este grupo lo llamaremos el grupo del extravío.

Este libro está escrito para todas ellas. Para todos vosotros. Aunque vuestros puntos de partida sean distintos, el viaje interior que os espera tiene muchos puntos en común. Aunque el dolor, la confusión o la falta de sentido parezcan síntomas diferentes, en el fondo todos apuntan hacia la misma necesidad: **mirar de otro modo**. Se trata de encontrar una mirada más profunda, más amable y verdadera.

Grupo 1. Cuando algo se rompe

Hay pérdidas que parten la vida en dos: antes y después. A veces es la muerte de un ser querido. Otras es una enfermedad que te arrebata la salud que dabas por sentada. O un accidente, un diagnóstico o una relación que parecía eterna y que de pronto se rompe en mil pedazos.

Sea lo que sea, cuando algo así ocurre, algo en ti también se cae. Y por más que intentes reconstruirte con las mismas piezas, ya no encajan como antes. La mirada materialista —la de que todo tiene una causa, una explicación, un control— se vuelve insuficiente. Porque si todo depende de nosotros, ¿qué hemos hecho mal para merecer esto?

Aquí empieza la grieta. Y por esa grieta, si te lo permites, puede entrar otra forma de ver. Una forma que no lo explica todo, pero que **acompaña mejor**. Que no da respuestas rápidas, pero **invita a preguntas verdaderas**. Que no alivia todo el dolor, pero **te sostiene en él**.

Este grupo suele llegar al entendimiento profundo empujado por el dolor. Es como si el alma, ante la sacudida, dijera: «Ya no puedo seguir con la misma mirada. Necesito algo más». Y ese algo más es lo que empezamos a buscar juntos en estas páginas.

Grupo 2. Cuando todo parece estar bien, pero no lo está

Este grupo es más silencioso y más difícil de identificar. A menudo, la persona tiene una vida que desde fuera parece perfecta: trabajo, pareja, hijos, casa, salud. Pero por dentro algo cruje y no encaja. Y eso que no encaja no es un problema externo, es **una desconexión interna**.

Tal vez sea la famosa «crisis de los cuarenta», aunque puede aparecer antes o después. No tiene tanto que ver con la edad como con la madurez del alma. Llega un momento en el que te das cuenta de que has vivido para alcanzar cosas que no te llenan. Te has esforzado por construir una vida que no vibra contigo. Has seguido un guion sin preguntarte si era tuyo. Y entonces el alma empieza a susurrar. A veces con tristeza, otras con insatisfacción. En ocasiones con ansiedad u otros síntomas físicos. Pero siempre con una misma intención: **reconectarte con lo esencial**. Este grupo no llega al entendimiento profundo desde una catástrofe, sino desde un desajuste más sutil pero igual de poderoso.

Y también aquí una nueva mirada puede marcar la diferencia.

Grupo 3. Cuando estás buscando sin saber qué

Este grupo es cada vez más numeroso y cada vez más joven. Son personas que no han sufrido grandes pérdidas ni crisis espectaculares, pero tampoco encuentran su sitio. Sienten que no encajan en el mundo, no les ilusiona lo que se supone que debería ilusionarles, tampoco tienen claro quiénes son ni qué quieren.

La mayoría de ellas han crecido en una cultura que les ha prometido mucho, pero que les ha ofrecido poco en términos de sentido. Les dijeron que estudiaran, trabajaran, que hicieran cosas *útiles*, pero nadie les enseñó a mirarse por dentro, a escuchar su alma, a reconocer sus dones.

Y así andan, entre el ruido y la sobreexigencia, perdidas. Sin mapa, sin dirección ni referentes. Este grupo no llega al entendimiento profundo desde el dolor ni desde la crisis, sino desde el **anhelo**, desde una búsqueda a veces indefinida pero muy real. Una especie de intuición les dice que **la vida tiene que ser algo más**. Y eso que presienten, aunque no puedan nombrarlo, también es este libro.

UN MISMO CAMINO CON DISTINTAS ENTRADAS

Tres puertas. Tres grupos. Tres formas distintas de llegar. Pero una misma dirección: mirar con más verdad, con más profundidad, con más alma.

Este libro no es una fórmula mágica ni una solución rápida. Entre las manos tienes un mapa. O, mejor dicho, una linterna. Porque el camino lo haces tú. Pero aquí vamos a alumbrar posibilidades que quizá no hayas visto. Vamos a hablar de cosas que no se enseñan en la escuela, ni en los hospitales, ni en la mayoría de las casas. Vamos a lanzar preguntas que no tienen una única respuesta, pero que pueden cambiarlo todo. Y vamos a hacerlo con honestidad, con humildad, con la certeza de que, a veces, **una mirada diferente lo cambia todo**.

CAPÍTULO 1.
LA ECUACIÓN
MATERIALISTA

Cuando todo tiene sentido… hasta que deja de tenerlo

Desde pequeños nos enseñan a entender el mundo como si fuera una fórmula: una secuencia lineal, una ecuación. Así:

Si estudias, apruebas.
Si trabajas, ganas dinero.
Si haces las cosas bien, te irá bien.
A + B = C. Fácil. Predecible. Controlable.

Esa ecuación funciona en muchos aspectos de la vida cotidiana. Y durante mucho tiempo, funciona también en lo profundo de nuestro sistema de creencias. Lo que no se puede ver, tocar o medir… simplemente no existe. Todo lo que escapa a lo racional se descarta. La intuición es *poco científica*. Las emociones son *ruido*. Lo espiritual, directamente, es un *invento*.

Y así vivimos, en una especie de contrato tácito con la lógica. Si cumples, la vida cumple. Si haces lo que toca, todo saldrá bien.

Hasta que no sale. Un día algo se rompe: una enfermedad, una pérdida, un accidente, una situación que no encaja en el guion. Y entonces la ecuación, por más que la revises, no sale. Hagas lo que hagas, no da. La lógica se vuelve inútil. Y el mundo deja de tener sentido.

Cuando la ecuación se rompe

El dolor no es solo una sensación física. Es más bien una interrupción, una grieta, una forma de decir: «Esto no estaba en los planes».

Y cuando el dolor aparece, lo hace sin pedir permiso. Y entonces lo intentas todo: buscas la causa, preguntas, lees, consultas a expertos, haces lo que hay que hacer. Porque crees —como te enseñaron— que, si sigues la fórmula correcta, el problema se resolverá. Porque A + B siempre ha sido igual a C.

Lo que nadie te dice es que hay situaciones en la vida en las que la ecuación simplemente no se cumple. Tú no has hecho algo mal, sino esa ecuación ya no sirve para ese tipo de experiencia. Y eso es lo más difícil de aceptar porque, cuando la ecuación falla, no solo hay dolor, hay confusión, impotencia. Hay rabia y un vacío. Y ese vacío no se llena con información técnica. Ese vacío es existencial.

No saber por qué algo ocurrió —o para qué— multiplica el sufrimiento. Porque la falta de sentido transforma el dolor en sufrimiento. Lo viví en carne propia. El día en que murió mi padre, la medicina no tuvo respuestas. La ciencia no tuvo explicación. Los médicos no sabían qué decir. Y yo, con mi mente formada en la lógica, en el mundo de la salud, tampoco. Todo lo que había aprendido, todo lo que creía entender..., colapsó.

Y entonces, cuando no hay una explicación externa, la búsqueda se vuelve interna. Cuando ya no hay respuestas fuera, empiezan a aparecer preguntas dentro:

¿Por qué me duele tanto?

¿Qué sentido tiene todo esto?

¿Y si esto que estoy viviendo no tiene que resolverse, sino transformarme?

Esas preguntas no aparecen en los manuales ni se cubren en los protocolos médicos. No tienen un *plan de tratamiento*. Pero son reales, poderosas. Y peligrosas, si no se les da espacio.

En ese momento, el dolor se convierte en maestro. Ya no es solo una señal de que algo está mal, sino también una llamada. Una puerta que te obliga a mirar donde no habías mirado, a escuchar lo que siempre habías callado, a sentir lo que habías evitado sentir. Y por eso duele tanto. No solo por lo que pasó, sino por todo lo que remueve. Además, el dolor emocional no se procesa con pastillas ni con lógica, se atraviesa. Y en ese proceso empiezas a darte cuenta de que hay algo en ti que sí sabe qué hacer.

No hablo del pensamiento racional. Hablo de otra cosa. Algunos lo llaman intuición. Otros lo llaman alma. O consciencia. ¿Y si hay otra forma de entender lo que nos pasa, que no parte de la lógica, sino de la consciencia? ¿Y si estamos intentando resolver con fórmulas lineales algo que pertenece a otra dimensión?

Una nueva variable

Lo más difícil de aceptar en esos momentos de crisis no es solo el dolor, sino admitir que el sistema de comprensión que habías usado toda tu vida... ya no sirve. Y cuando la lógica no da respuestas y el dolor no se puede tapar, entonces el alma busca otra forma de entender.

Ahí fue cuando empecé a considerar algo que, hasta ese momento, habría descartado sin dudar: que la ecuación A + B = C funciona solo en el mundo material, pero no necesariamente en el mundo espiritual o existencial. La mirada exclusivamente racional y materialista no solo es incompleta, sino que hiperactiva la mente y genera sufrimiento.

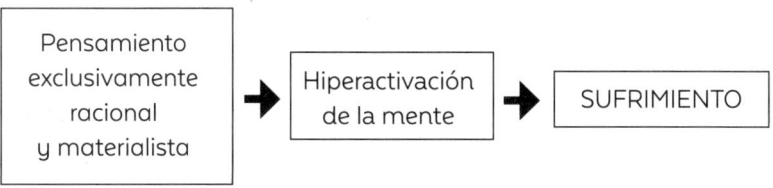

Y si existen distintos niveles de realidad, quizá también existan diferentes leyes que las rigen. Así como en física clásica las cosas tienen que ocupar un espacio, moverse en un tiempo y tener masa, hay otro campo —la física cuántica— donde las reglas son distintas:

Alocalidad. Las cosas pueden estar conectadas sin importar la distancia.

Atemporalidad. El tiempo no es lineal. Pasado, presente y futuro pueden entrelazarse.

No materia. Algo puede influir sin tener forma física.

Puede parecer esotérico, incluso inverosímil. No obstante, cuanto más lo miras, más sentido tiene en el plano humano.

¿Cómo explicas que una persona sienta que a un ser querido le está ocurriendo algo, sin saberlo en el plano racional? ¿Cómo explicas una intuición tan fuerte que parece una certeza, sin pruebas que la sostengan? ¿Cómo explicas que alguien, en un estado cercano a la muerte, diga cosas que después se cumplen con exactitud? Y, más allá de lo anecdótico, ¿cómo explicas que, a veces, lo que más te transforma no es algo que entiendes, sino algo que simplemente sientes como verdadero?

No se trata de negar la lógica ni de despreciar la ciencia. Al contrario: se trata de ampliar la mirada, de permitir que otras variables entren en juego cuando la ecuación clásica no alcanza.

Abrirse al misterio

Aceptar que hay variables que no controlamos no es rendirse, sino madurar. Es dejar de buscar certezas absolutas y empezar a habitar la vida desde una consciencia más amplia. Es entender que hay procesos que no se explican, pero se comprenden desde otro lugar: desde el alma, desde el corazón, desde esa parte de nosotros que sabe sin acertar a decir cómo sabe. Y eso no es incompatible con la razón. Al contrario, se trata de complementar la razón con intuición. La mente con el corazón. La ciencia con la consciencia.

Cuando lo hacemos, algo cambia, de verdad. Las cosas que antes parecían aleatorias ahora empiezan a cobrar sentido. Las sincronicidades —esas *casualidades* demasiado perfectas— se convierten en mensajes. Las emociones dejan de ser ruido y se transforman en brújulas. La intuición deja de ser sospechosa y se convierte en guía. Y la vida, sin volverse mágica, se vuelve más significativa.

Quizá tú también estés en ese momento. Quizá la ecuación ya no te salga.

Quizá haya un dolor, una pregunta, una crisis, y te estés preguntando: «¿Qué más hay? ¿Cómo sigo desde aquí?».

Este libro no tiene todas las respuestas. No pretende dártelas, pero sí quiere proponerte una cosa: ¿y si empezamos a vivir como si hubiera una ecuación más grande? Una ecuación que no excluye a la lógica, pero que la trasciende y que incluye también el alma, el cuerpo, la emoción, el misterio. Una ecuación que no solo se resuelva con pensamiento..., sino con presencia. Cuando incluimos esta nueva variable, la ecuación ya no se bloquea. Puede que no entendamos todo, pero empezamos a sentirnos en paz. Y a veces eso es lo único que realmente importa.

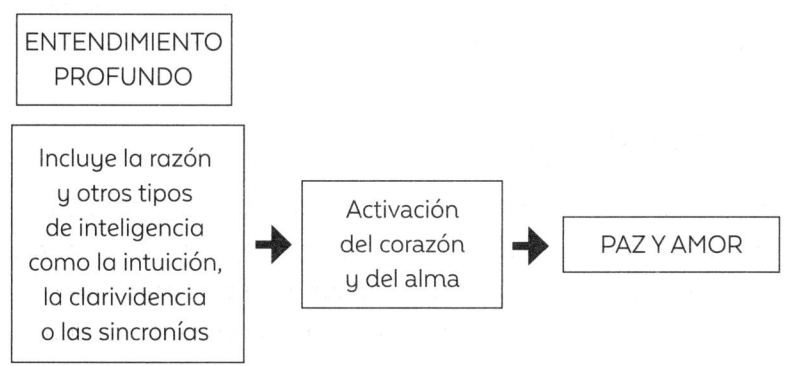

Redondear: rellenar los vacíos de información

EL CAMELLO 40

En los márgenes del Nilo, bajo el cielo ardiente de una ciudad del antiguo Egipto, vivía un próspero comerciante de especias, telas y animales. Había pasado su vida entera construyendo su legado, y entre sus posesiones más valiosas se encontraba una magnífica caravana de 39 camellos sanos, fuertes y nobles. Para él, aquellos animales eran símbolo de esfuerzo, dignidad y prosperidad. Antes de morir, dejó escrito un testamento claro pero peculiar. No solo indicaba cómo repartir sus camellos entre sus cuatro hijos, sino que añadía una cláusula que todos debían respetar: «Ninguno de mis camellos debe ser dañado, dividido ni vendido. Deben permanecer enteros, tal como yo los dejé». El reparto debía hacerse de la siguiente manera:

Al primer hijo le correspondía la mitad del rebaño. Al segundo, una cuarta parte. Al tercero, una octava parte. Al cuarto, una décima parte.

Al morir el padre, los hermanos quisieron cumplir su voluntad al pie de la letra, pero pronto se vieron ante un dilema matemático:

La mitad de 39 es 19,5 camellos.

Una cuarta parte son 9,75 camellos.

Una octava parte son 4,875 camellos. Una décima parte son 3,9 camellos.

Pero no podían cortar, vender ni dañar ningún camello. Así que las discusiones se alargaron durante días. Querían respetar la voluntad de su padre, pero la matemática no lo permitía. Lo que debía ser un acto de amor se estaba convirtiendo en una fuente de conflicto. Entonces alguien propuso buscar al sabio del desierto. Un anciano conocido por su calma, sus ojos serenos y sus soluciones inesperadas.

El sabio escuchó con atención, se acarició la barba y, sin dudar, ofreció una solución sencilla:

—Permitidme regalaros uno de mis camellos.

Ahora tenían 40 camellos. Y la división se resolvía sin conflictos:

La mitad para el primer hijo: 20 camellos.

Una cuarta parte para el segundo: 10 camellos.

Una octava parte para el tercero: 5 camellos.

Una décima parte para el cuarto: 4 camellos.

20 + 10 + 5 + 4 = 39

El camello número 40 —el del sabio— sobraba, de modo que se lo devolvieron. Y así se cumplió el testamento: todos los camellos siguieron vivos.

LA VARIABLE QUE COMPLETA EL VACÍO

Este antiguo relato se lo escuché por primera vez a Bernardo Ortín, maestro y amigo clave durante el último año de mi vida y a lo largo de mi camino personal y profesional. La fábula esconde un mensaje universal: a veces, la vida no cuadra desde la lógica, por más que lo deseemos. Cuando el dolor nos rompe, cuando no entendemos el porqué de una pérdida o de una crisis, tendemos a aplicar fórmulas rígidas. Pero hay escenarios en los que esa lógica no alcanza, puesto que no explica, no resuelve, no consuela. Y es entonces cuando necesitamos una variable externa. Una señal. Una mirada distinta. Una dimensión que no se ve, pero que completa el todo. O sea, un camello número 40.

Este *camello* puede aparecer en forma de sincronicidad, de intuición, de encuentro inexplicable, de sueño revelador, de fe. Una chispa que no pertenece al sistema, pero que lo redondea.

Redondear no es traicionar la lógica. No se trata de negar la razón, sino de reconocer que a veces no basta. Que el alma también necesita cerrar sus ecuaciones. Y que, para hacerlo, necesita de variables invisibles, de una mirada cuántica, espiritual, simbólica.

En el cuento no se rompió ninguna regla, solo se añadió lo necesario para que todo pudiera encajar.

Del cuadrado rígido a la esfera fluida

Imagina que naces en una casa de paredes rectas, ángulos defini-dos y rincones duros. Todo en ella tiene forma de cuadrado: las ha-bitaciones, las ideas, las respuestas. En ese cuadrado, las cosas se entienden de forma lineal. Hay causa y efecto. Acción y reacción. Todo aquello que se puede ver, tocar, pesar o medir... existe. Lo de-más no existe. Así te educan. Así aprendes a vivir.

Durante años esa estructura funciona. Te da seguridad y te per-mite avanzar por la vida con ciertas garantías. Pero tarde o tem-prano llega un terremoto: una pérdida, una enfermedad, un acci-dente, una crisis profunda. Y, de repente, las paredes rígidas del cuadrado no resisten y empiezan a agrietarse. Lo que antes daba certeza, ahora genera más preguntas. La rigidez se convierte en una prisión.

En ese momento —si tienes el coraje de no huir, de no negarlo, de no taparlo— puedes empezar a mirar más allá del cuadrado. Y lo que encuentras no es una casa nueva, sino una forma nueva: una esfera.

La esfera fluida no tiene esquinas, ni límites cerrados. No tiene una sola dirección, sino múltiples posibilidades. No se basa solo en datos, sino también en vibraciones, sincronicidades y percepciones sutiles.

La esfera es una nueva manera de mirar. En ella puedes sostener, al mismo tiempo, la ciencia y el alma, lo racional y lo intuitivo, lo medible y lo simbólico. No se trata de renunciar a lo anterior, sino de expandirlo. El cuadrado tuvo su función, y la cumplió. La esfera, en cambio, te permite respirar más amplio, vivir más consciente, sentir más paz.

En el cuadrado, uno necesita tener razón; en la esfera, uno busca tener paz.

En el cuadrado, lo que no se ve no existe; en la esfera, lo invisible completa el sentido.

El movimiento es de la rigidez a la fluidez. Pero ese paso no es automático: duele, desorienta, exige desaprender. Aun así, es el paso que permite integrar lo que antes se excluía: la incertidumbre, el misterio, el alma.

La física clásica es cuadrada, necesita datos. La física cuántica es esférica: incluye el vacío, la probabilidad, la conexión no visible. ¿Y si nuestra vida necesitara de ambas? ¿Y si el dolor fuera la grieta por donde la esfera empieza a entrar?

Para ilustrar esta evolución, propongo un esquema que a menudo utilizo y que surgió de una conversación especialmente significativa. Una persona que estaba viviendo un duelo me dijo: «Hay algo en todo esto que me redondea». Esa palabra —«redondear»— se quedó conmigo. Me pareció perfecta para expresar lo que ocurre cuando, en vez de vivir atrapados en los bordes filosos del materialismo, permitimos que nuestra mirada se expanda hacia una visión más amable, redonda, espiritual.

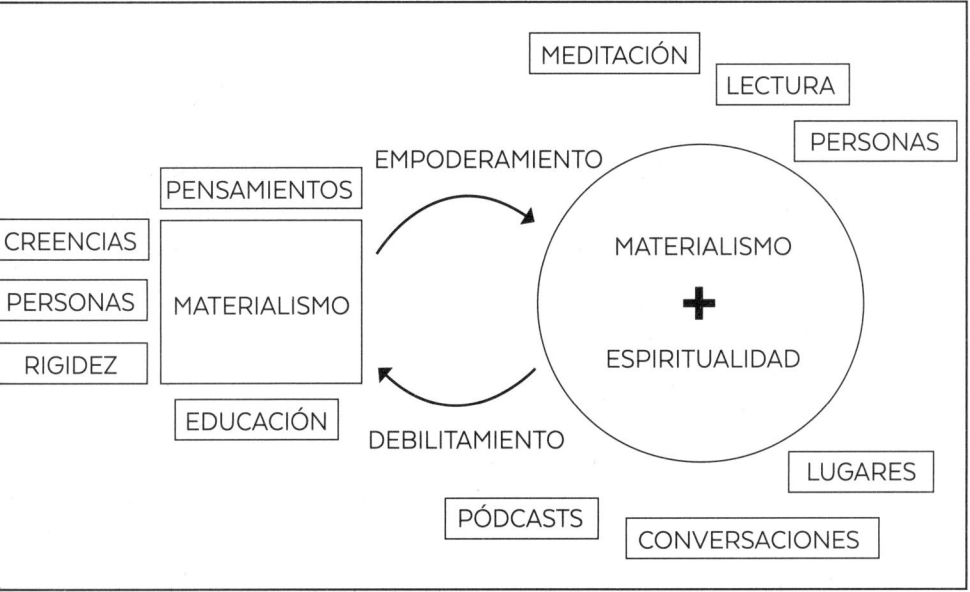

*Alrededor del cuadrado y de la esfera enumero algunos elementos que pueden empoderarnos en el paso del cuadrado rígido a la esfera integradora —y también elementos que pueden debilitarnos y hacernos volver al cuadrado viejo. La vida es un proceso continuo —un gerundio— y, justo cuando creemos que ya lo hemos integrado, aparecen situaciones que nos desafían y nos ponen a prueba. Y entonces, sin darnos cuenta, podemos retroceder impulsados por el miedo, la duda o la necesidad de control.

CAPÍTULO 2.
DE LA MIRADA
MATERIALISTA AL
ENTENDIMIENTO
PROFUNDO

Hay momentos en la vida en los que todo lo que sabemos no es suficiente, en los que nuestras certezas, nuestras explicaciones lógicas, nuestras herramientas racionales se quedan cortas. Momentos en los que el dolor, la pérdida, la incertidumbre o el vacío nos hacen una sola pregunta, pero con el peso de mil: ¿por qué me está pasando esto?

Durante mucho tiempo, muchos de nosotros hemos vivido con una mirada que podríamos llamar *materialista*. No tiene que ver con el dinero, sino con el enfoque de la realidad, que nos lleva a afirmar que existe es lo que se ve, lo que se toca, lo que se puede medir: la materia, la lógica, la razón. Es la mirada de la ciencia clásica, de las matemáticas, de la biología, de la física newtoniana. Y funciona. Vaya si funciona. Hasta que deja de hacerlo.

Funciona para explicar cómo se mueve un coche, cómo late un corazón o cómo se digiere una comida. Pero no alcanza para explicar por qué a veces, sin causa aparente, enfermamos. Por qué soñamos con algo que luego ocurre. Por qué sentimos que ya hemos estado en un lugar en el que nunca hemos puesto un pie. O por qué un niño pequeño habla un idioma que nadie le ha enseñado. En esos momentos, se abre una grieta en la mirada materialista, y es justo por esa grieta por donde entra la luz.

Ahí nace el **entendimiento profundo**. Una forma de mirar que no renuncia a la razón, pero que tampoco excluye aquello que no se puede ver, tocar o medir. La mirada materialista y la mirada espiritual o cuántica se integran para ofrecer una mirada más amplia, más redonda, más sabia..., no lo explica todo, pero lo siente casi todo.

El entendimiento profundo: una mirada cuántica de la vida

En los primeros compases de este libro hemos comenzado a trazar un camino que va desde una mirada exclusivamente materialista —limitada a lo que se puede ver, tocar y medir— hacia una comprensión más amplia, integradora y compasiva de la vida y del alma. Lo hemos llamado entendimiento profundo.

El entendimiento profundo no niega lo material, lo incluye. Pero va más allá. Reconoce que hay dimensiones de la experiencia humana que no se pueden comprobar con un microscopio ni encerrar en una fórmula, como las intuiciones, las sincronicidades, las emociones transformadoras, las visiones internas, las sensaciones de conexión con algo más grande que uno mismo.

Hay momentos en los que lo visible ya no alcanza, cuando el dolor, la pérdida o simplemente la intuición de que *algo más hay* nos empujan a buscar otras formas de entender lo que estamos viviendo. No se trata de huir de la realidad, ni de abrazar cualquier idea mágica que nos consuele, sino de ampliar el marco, de admitir que, tal vez, lo que llamamos «realidad» es solo una parte del cuadro.

Es ahí donde entra la mirada cuántica, no como un concepto místico, ni como una moda espiritual que lo tiñe todo de palabras bonitas, sino como una herramienta de comprensión y de consciencia ampliada. Ofrece un prisma que nos permite integrar dimensiones de la experiencia humana que la lógica materialista no puede explicar, pero que todos —de un modo u otro— hemos sentido alguna vez.

La mirada cuántica no es contraria a la ciencia, pero tampoco se limita a ella. La trasciende, la expande. Acepta que hay leyes que aún no entendemos y dimensiones que no se pueden medir con una regla, si bien eso no las hace menos reales. Lo más importante que recordar es que la mirada cuántica no es una idea abstracta, sino que tiene consecuencias muy concretas en la forma en que vivimos, amamos, sufrimos, sanamos. Cuando empezamos a mirarnos desde esta amplitud —y dejamos de reducirnos a un cuerpo, a una biografía, a una casualidad— algo cambia, pero no fuera. Dentro.

Este capítulo es una invitación a explorar algunas de esas grietas que se han abierto en la mirada materialista. Grietas por las que se cuela una luz distinta que a veces viene de una experiencia cercana a la muerte; a veces, de un recuerdo inexplicable; otras, de una sincronía que te deja helado, y, en ocasiones, simplemente de una sensación interior de que todo esto tiene un sentido más profundo.

No queremos imponer una verdad. Queremos abrir posibilidades y mostrar que no estás loco si alguna vez sentiste que la vida te hablaba en otro idioma. No estás solo si alguna vez intuías algo que no sabías explicar. No estás perdido si algo en ti te pide mirar más allá. Quizá lo que necesites no es más información, sino otra mirada. Y en esa mirada, la física cuántica, la espiritualidad, la psicología energética y la experiencia humana se dan la mano. No lo explican todo, sino permiten comprender lo que importa.

Bienvenido a ese territorio.

Las experiencias cercanas a la muerte (ECM): una grieta luminosa en el paradigma

¿Qué ocurre cuando una persona está clínicamente muerta, pero después de ser reanimada relata haber vivido una experiencia de paz, luz, conexión o incluso encuentros con seres queridos ya fallecidos? ¿Qué hacemos con esos relatos? ¿Los archivamos como meras alucinaciones? ¿Los desechamos como fantasía? ¿O los escuchamos con respeto, preguntándonos si quizá contienen una clave que hemos estado ignorando?

Las **experiencias cercanas a la muerte (ECM)** son vivencias profundas y transformadoras que muchas personas narran tras haber estado al borde de la muerte. Son relatos que se repiten en diferentes culturas, edades, religiones o contextos personales. No importa si quien las vive es un niño, un anciano, un escéptico o un creyente. Cuando regresan, lo hacen con la sensación de haber tocado otra dimensión que es real. Más real incluso que esta.

La medicina las conoce bien porque no son tan infrecuentes. Lo que durante décadas fue considerado un tabú o una simple anécdota clínica, hoy está siendo objeto de investigaciones cada vez más rigurosas. Y aunque aún no podemos dar respuestas definitivas, **hay algo en estos relatos que se resiste a ser reducido a una mera disfunción neurológica**.

Las ECM abren una grieta luminosa en el paradigma materialista porque nos obligan a hacernos una pregunta incómoda pero necesaria: **¿y si la consciencia no depende únicamente del cerebro? ¿Y si sigue existiendo cuando el cuerpo ya no funciona?**

PIM VAN LOMMEL Y LA REVOLUCIÓN CIENTÍFICA SILENCIOSA

Uno de los pioneros en investigar este fenómeno desde una mirada científica —pero abierta— fue el cardiólogo holandés **doctor Pim** van Lommel. Después de años atendiendo a pacientes en situaciones de muerte clínica, empezó a notar un patrón: **algunos de ellos relataban experiencias extraordinarias** tras ser reanimados. No hablaban de sueños confusos, sino de vivencias lúcidas, coherentes y profundamente transformadoras.

En el año **2001**, Van Lommel publicó un estudio en la prestigiosa revista médica *The Lancet*, titulado «*Near-Death Experience in Survivors of Cardiac Arrest: a Prospective Study in the Netherlands*». El estudio constituyó un antes y un después. Por primera vez, una investigación médica recogía de forma sistemática los testimonios de personas que habían estado clínicamente muertas y que, sin embargo, relataban haber vivido algo. **Algo que no encajaba con la lógica materialista.**

Lo más llamativo del estudio no era solo el contenido de las experiencias, sino el contexto: **los pacientes que las vivían no tenían actividad cerebral durante ese tiempo.** Sus funciones vitales estaban completamente suspendidas, y, sin embargo, cuando volvían, lo hacían con recuerdos nítidos. Algunos incluso describían con detalle lo que ocurría en la sala de reanimación: los movimientos de los médicos, las frases pronunciadas, los objetos presentes..., detalles que no podían haber percibido con sus sentidos... porque estaban clínicamente muertos.

Esto plantea una hipótesis que, aunque incómoda para el paradigma dominante, cada vez se vuelve más inevitable: **la consciencia podría existir más allá del cerebro.** Tal vez no sea algo localizado, sino algo no local, como un campo al que accedemos, pero que no se origina exclusivamente en nosotros. Van Lommel lo describe con una metáfora que ya se ha vuelto célebre: **el cerebro como receptor, no como generador, como una radio sintonizando una frecuencia.**

El estudio de *The Lancet*: ¿dónde reside la consciencia?

El artículo de **Pim van Lommel** supuso uno de esos momentos en los que el mundo científico se detiene a escuchar una teoría que, en apariencia, no encaja. El título, clínico y sobrio —«*Near-Death Experience in Survivors of Cardiac Arrest: a Prospective Study in the Netherlands*»—, no anticipaba, sin embargo, el seísmo que generaría.

La investigación se realizó durante un periodo de **diez años** en **diez hospitales** holandeses. Se incluyeron **344 pacientes** que habían sufrido una parada cardiaca y que habían sido reanimados con éxito. De estos, **62 pacientes (un 18 por ciento) reportaron haber vivido una experiencia cercana a la muerte.** No se trataba de simples sensaciones de bienestar. Describieron **vivencias ricas, coherentes, espirituales, lúcidas y estructuradas,** que en muchos casos transformaron su modo de ver la vida.

Uno de los grandes hallazgos del estudio fue que **no había correlación entre la duración de la parada cardiaca y la aparición de ECM,** ni tampoco con el uso de medicamentos, la condición médica previa o factores psicológicos. Es decir: **las ECM no podían explicarse únicamente como alucinaciones o respuestas químicas del cerebro.** Había algo aún más inquietante: en varios casos documentados, **los pacientes relataban con precisión hechos ocurridos mientras estaban clínicamente muertos, las llamadas «experiencias extracorpóreas».** Por ejemplo, uno de ellos describió que un enfermero le había retirado la dentadura y la había dejado en un cajón de un carrito metálico. Cuando volvió en sí, días después, preguntó por ese objeto... y lo encontró donde había dicho, con absoluto detalle.

Estas observaciones llevaron a Van Lommel a plantear una pregunta crucial: **¿y si la consciencia no es producto del cerebro, sino que el cerebro actúa como una especie de interfaz, como una antena que capta una señal que ya existe?**

EL CEREBRO COMO RECEPTOR: LA METÁFORA DEL ICLOUD

Para explicar esta hipótesis, Van Lommel recurrió a una metáfora moderna y muy gráfica: dibujó **la consciencia como si fuera un**

iCloud universal. Según esta visión, **la consciencia no estaría contenida en nuestro cuerpo,** del mismo modo que nuestros correos, fotos o archivos no están contenidos dentro del teléfono móvil que usamos, sino que se almacenan en la nube. El dispositivo —en este caso, el cerebro— solo accede a esa información.

Así, **cuando el cuerpo muere, la consciencia no se destruye,** simplemente deja de ser recibida por el dispositivo. Es decir, **la muerte no sería un final, sino un cambio de estado, una desconexión del cuerpo, pero no necesariamente de la consciencia.**

Esta perspectiva, inspirada también por hallazgos en el campo de la física cuántica y la no localidad, **rompe de forma radical con la visión materialista tradicional,** pero lo hace sin abandonar la lógica ni el rigor científico. Van Lommel no afirma tener la verdad absoluta, pero su estudio abrió una puerta que hasta entonces la ciencia había preferido mantener cerrada.

¿QUÉ SE EXPERIMENTA DURANTE UNA ECM? CARACTERÍSTICAS COMUNES

Uno de los aspectos más llamativos de las ECM es que, a pesar de las diferencias culturales, religiosas, de edad o contexto clínico, **muchas comparten elementos sorprendentemente similares.** Esto ha llevado a pensar que podrían estar accediendo a un tipo de *realidad compartida* más allá de la vida material. Entre los elementos que más se repiten encontramos:

- **Sensación de paz absoluta:** una tranquilidad y una armonía imposibles de explicar con palabras. Un estado de bienestar total, incluso en medio de lo que médicamente sería una situación crítica o traumática.
- **Separación del cuerpo:** sensación de abandonar el cuerpo físico y observarlo desde fuera. A menudo se describe con precisión lo que ocurría en el quirófano o en el lugar del accidente, pese a estar clínicamente inconscientes.

- **Atravesar un túnel:** una imagen muy común es la de un túnel oscuro con una luz brillante al final, que suele asociarse a una sensación de atracción amorosa, de llamada, de retorno al origen.
- **Encuentro con seres luminosos o fallecidos:** encuentros que transmiten sabiduría, calma y guía ya sea con familiares, amigos o entidades espirituales.
- **Revisión de vida:** una especie de película acelerada en la que se reviven momentos significativos de la existencia, no solo desde su perspectiva, sino sintiendo también cómo sus acciones afectaron a los demás.
- **Sentido de unidad:** una disolución del ego, una fusión con *algo más grande*, que muchos describen como una consciencia universal, una energía amorosa, o incluso como Dios, dependiendo del marco de creencias de cada uno.
- **La elección de volver:** en muchos casos, la persona siente que se le ofrece la posibilidad de permanecer en ese otro lado o regresar. Y aunque el deseo de quedarse suele ser fuerte, por algún motivo hay una fuerza mayor que los lleva de vuelta.

Estas experiencias son profundamente **vívidas, lúcidas y reales** para quienes las viven. Muchos dicen que **«es más real que esta realidad»**, y no un sueño o una alucinación, sino una percepción que se instala con fuerza en su interior.

UN ANTES Y UN DESPUÉS: EL IMPACTO EMOCIONAL Y ESPIRITUAL

Las ECM no son simplemente recuerdos curiosos. Son **experiencias transformadoras**. De hecho, muchas personas que las han vivido hablan de un «antes y un después».

- **Desaparece el miedo a la muerte**, no porque dejen de valorarla, sino porque comprenden que la muerte no es el fin. Que hay algo más allá. Y esa certeza lo cambia todo.

- **Cambia la escala de valores** y lo material pierde importancia. La competitividad, el reconocimiento, el poder..., dejan de pesar y toman protagonismo cuestiones como el amor, la compasión, la presencia, el propósito de vida.
- **Se activa una búsqueda espiritual** que no es necesariamente religiosa, sino una búsqueda de sentido, de profundidad. Quieren entender, conocer, acompañar, compartir. Muchas personas cambian de trabajo, de relaciones, de forma de vivir.
- **Se sienten parte de algo mayor.** Lo que antes parecía desconectado, ahora tiene un hilo invisible que lo une todo. La vida ya no es solo una sucesión de hechos aleatorios: tiene dirección, propósito, incluso diseño.

Estas transformaciones son tan poderosas que a menudo quienes han vivido una ECM **no pueden volver a vivir «como antes».** Han visto algo, han tocado algo. Han sentido algo que les obliga a mirar diferente. Y esa mirada nueva se convierte, muchas veces, en su brújula interior. Sin embargo, si no aceptan esa experiencia y no permiten que la transformación espiritual y existencial se lleve a cabo de manera plena, los efectos pueden volverse destructivos. La negación de esa nueva comprensión, el rechazo a integrar lo vivido, puede generar un profundo vacío existencial que frecuentemente se manifiesta en enfermedades psíquicas como la depresión o la ansiedad. La mente, atrapada entre lo conocido y lo trascendido, busca una salida en el cuerpo que da lugar a enfermedades físicas que reflejan un conflicto interno sin resolver. Cuando no se honra esa nueva visión, cuando no se permite que el alma procese lo vivido, el dolor se convierte en enfermedad.

VOCES QUE CAMBIARON LA FORMA DE ENTENDER LA MUERTE

Otras dos figuras han sido determinantes para abrir la conversación sobre las experiencias cercanas a la muerte en el ámbito médico y científico: la doctora Elisabeth Kübler-Ross y el doctor Eben Alexander.

Sus vidas, sus obras y sus testimonios han ofrecido no solo evidencia, sino también valentía para hablar de lo que durante mucho tiempo fue un tema tabú: la posibilidad de que la consciencia sobreviva a la muerte del cuerpo.

Elisabeth Kübler-Ross: la pionera de la muerte como tránsito

La psiquiatra suiza Kübler-Ross fue una de las primeras profesionales de la salud en acercarse a la muerte con una mirada humana, compasiva y trascendente. Su célebre libro *La muerte: un amanecer* (1981) reúne los testimonios de personas que, tras haber sido declaradas clínicamente muertas, volvieron con recuerdos nítidos de lo vivido «más allá».

A partir de sus observaciones y acompañamientos, Kübler-Ross sostuvo que la muerte **no es un final,** sino una **transición**. Hablaba de ella como un proceso natural, incluso bello, si se vive con consciencia. Fue también quien desarrolló el conocido modelo de las cinco etapas del duelo: negación, ira, negociación, depresión y aceptación.

Kübler-Ross dedicó su vida a humanizar el acompañamiento a los moribundos y a romper el silencio que había en torno al final de la vida. Para muchos, sus palabras fueron un bálsamo y su obra abrió una puerta para comprender que **morir no es desaparecer, sino nacer a otra dimensión.**

Eben Alexander: un neurocirujano que vivió su propia ECM

El caso del doctor Eben Alexander es especialmente potente porque reúne dos elementos difíciles de encontrar juntos: **una formación científica de altísimo nivel y una experiencia personal profundamente transformadora.**

Alexander, neurocirujano estadounidense, sufrió una meningitis bacteriana fulminante en 2008 que lo dejó en coma profundo durante siete días. Durante ese estado, vivió una experiencia de consciencia expandida que desafía toda explicación neurológica convencional. En su libro *La prueba del cielo* relata con detalle lo que experimentó: un viaje más allá del cuerpo, un encuentro con una presencia amorosa, una comprensión directa de que la consciencia no muere con el cerebro.

Lo más relevante es que, al despertar, el doctor Alexander **no solo recuperó su salud contra todo pronóstico**, sino que también cambió radicalmente su visión del mundo. Él, que hasta entonces se consideraba escéptico y racionalista, **empezó a sostener públicamente que la consciencia no es una creación del cerebro, sino que lo trasciende.**

Su testimonio, unido a su autoridad médica, ha tenido un enorme impacto en el campo de la medicina, la espiritualidad y la divulgación científica. Cuando alguien con su formación te dice: «Yo estuve allí, y era real», el paradigma comienza a tambalearse.

Un mismo río, tres afluentes: Pim van Lommel, Elisabeth Kübler-Ross y Eben Alexander

Aunque provienen de contextos diferentes —la cardiología, la psiquiatría y la neurocirugía—, los tres investigadores comparten una experiencia profunda: **han sido testigos, escuchas y transmisores de realidades que escapan a lo que la ciencia convencional puede explicar**. Y cada uno, a su manera, ha sido un faro para quienes buscan comprender qué ocurre más allá del cuerpo y de la muerte.

Puntos en común: un nuevo paradigma de la consciencia

1. La consciencia no muere con el cuerpo.

Los tres sostienen, con distintos argumentos y experiencias, que la consciencia no está confinada en el cerebro. Hay algo —una esencia, un alma, una consciencia expandida— que continúa cuando el cuerpo físico se detiene.

---

2. Las ECM son reales y transformadoras.

Ya sea por relatos clínicos (Kübler-Ross), estudios longitudinales (van Lommel) o experiencia directa (Alexander), los tres coinciden en que las ECM no son alucinaciones, ni trucos del cerebro moribundo, ni fantasías. Son vivencias auténticas que dejan una huella permanente en quienes las atraviesan.

3. El amor es el núcleo de la experiencia.

En todos los casos, las ECM describen una experiencia de **unidad, paz profunda y amor incondicional**. Es como si, al desprendernos del cuerpo, volviéramos a una fuente donde todo tiene sentido, donde no hay miedo ni juicio.

4. Cambiar la mirada sobre la muerte cambia la vida.

Esta es quizá la enseñanza más poderosa: **cuando dejamos de temer la muerte, empezamos a vivir de otra manera**. Más ligeros. Más auténticos. Más presentes. Más libres.

Lo que los hace únicos: tres miradas, tres llaves

Pim van Lommel: la rigurosidad científica al servicio del misterio

Su gran aporte es el **puente entre ciencia y espiritualidad**. No lo configura desde la fe, sino desde la evidencia. Su artículo en *The Lancet* marcó un antes y un después porque **habló de espiritualidad con datos, metodología y rigor clínico**. Él no teoriza desde la creencia, sino desde la observación médica de cientos de casos. Su metáfora del iCloud —el cerebro como receptor, no como creador de la consciencia— es una de las imágenes más potentes y revolucionarias del nuevo paradigma.

Su mensaje para el lector: No estás loco si sientes que hay algo más. La ciencia también empieza a intuirlo. Y eso puede darte paz.

Elisabeth Kübler-Ross: la compasión como camino hacia la verdad

La psiquiatra no solo escuchó las ECM, sino que acompañó a morir. Miró a los ojos a miles de personas en sus últimos días. Y descubrió que muchas de ellas hablaban de luces, presencias, viajes, despedidas..., con una paz que desarmaba todo cinismo. Su gran legado es haber **dignificado la muerte** y haberle devuelto su dimensión sagrada. Nos enseñó que morir no es fracasar, es **trascender**.

Su mensaje para el lector: No estás solo. Morir no es el enemigo. El amor y la consciencia siguen más allá.

Eben Alexander: la prueba viviente de que lo imposible es posible

Su historia conmueve porque rompe todos los esquemas. No era un terapeuta compasivo. Era un **neurocirujano escéptico**, un hombre de ciencia pura. Y fue su propio coma el que lo llevó a cambiar radicalmente su cosmovisión. Es decir: no cambió por ideología, sino por vivencia. Por eso, su testimonio tiene tanta fuerza: **te habla desde el lugar de alguien que estuvo allí y volvió para contarlo.**

Su mensaje para el lector: Lo que te espera al otro lado no es oscuridad, sino luz. Y no estás aquí por error: tu vida tiene un propósito profundo.

¿Y QUÉ HACEMOS CON TODO ESTO?

Podemos leer estos relatos como curiosidades o como anécdotas inspiradoras, ya que su verdadero poder está en lo que despiertan dentro de ti. Porque si todo esto es cierto —si hay vida más allá de la vida, si el alma sigue su viaje, si el amor lo atraviesa todo—, entonces **tú puedes vivir de otra manera hoy.**

- Puedes dejar de temer tanto.
- Puedes dejar de controlar tanto.
- Puedes dejar de cargar tanto.
- Puedes empezar a confiar.
- Puedes empezar a abrir el corazón.

Si no hay muerte, entonces hay continuidad. Y si hay continuidad, entonces todo tiene sentido, incluso lo que hoy no entiendes y lo que duele. Incluso lo que has perdido.

Esa es la revolución silenciosa que proponen las ECM. Estos tres autores, con sus vidas y sus obras, nos han ayudado a mirarla de frente.

BRIAN WEISS: EL PSIQUIATRA QUE ABRIÓ LA PUERTA A LAS VIDAS PASADAS

Antes de ser un referente mundial en el campo de la regresión y las vidas pasadas, **Brian Weiss** era jefe de psiquiatría en el hospital Mount Sinai de Miami. Formado en la Universidad de Columbia y en la facultad de Medicina de Yale, su carrera era impecablemente científica. Racional. Ortodoxa. Hasta que un caso clínico le cambió la vida y la mirada para siempre.

Ese caso fue el de **Catherine**, una paciente que acudió a su consulta por ansiedad y fobias persistentes que no respondían a los tratamientos habituales. En el transcurso de una sesión de hipnosis, Weiss le pidió que regresara al momento en el que su ansiedad había comenzado. Lo que ocurrió a continuación fue desconcertante: Catherine comenzó a hablar de otra época, otro nombre, otra vida. Una vida en la antigua Grecia. Lo que parecía un desliz mental se convirtió en un torrente. Catherine comenzó a revivir múltiples vidas pasadas. Describía lugares, costumbres, idiomas, muertes. Cada vez que regresaba a una de esas vidas, su ansiedad disminuía y sus síntomas desaparecían. **La sanación no se daba a través de recuerdos biográficos, sino a través de memorias del alma.**

Weiss, inicialmente escéptico, decidió investigar más. Comparó datos, verificó cronologías, analizó la posibilidad de sugestión. Pero lo que encontró fue **una nueva forma de entender la psique humana**: hay dolores que no se explican solo por la biografía. Hay heridas que no nacen en esta vida, sino que vienen de antes. Y pueden sanar cuando se recuerdan.

De Catherine al mundo: una mirada revolucionaria

A raíz de ese caso, Weiss escribió *Muchas vidas, muchos maestros*, que se convirtió en un fenómeno global. Luego vinieron *A través del tiempo*, *Los mensajes de los sabios*, *Lazos de amor*, entre otros. En todos ellos se repite un patrón: **las almas se encarnan múltiples veces, no como castigo, sino como oportunidad de aprendizaje, sanación y evolución.** Cada vida, por tanto, es una lección. Y cada relación importante responde a una conexión álmica que ya viene de antes. Hay encuentros que no son casuales, heridas que no son de ahora. Hay amores que no se explican en una sola vida.

Cuando la ciencia se tambalea: casos que desafían toda lógica

Weiss no se quedó solo en el ámbito terapéutico. A lo largo de los años, ha documentado casos que **rompen los moldes del conocimiento científico tal como lo entendemos.** Entre ellos, destacan dos que impactan profundamente por su nivel de detalle y por el tipo de información que los niños implicados manejaban:

1. Los gemelos que hablaban sánscrito

Dos niños gemelos pequeños, sin ningún contacto con la lengua ni con la cultura india, comenzaron a comunicarse entre ellos en **sánscrito antiguo**, una lengua sagrada milenaria que ni sus padres ni su entorno conocían. Al llevarlos a especialistas, se confirmó que el idioma que hablaban no podía haber sido aprendido por medios convencionales. ¿Cómo era posible? ¿De dónde venía esa información?

2. El niño que embalsamó a su perro como se hacía en el antiguo Egipto

Otro caso estremecedor es el de un niño de apenas cinco años que, tras la muerte de su perro, **repitió con precisión el proceso de embalsamamiento utilizado en el antiguo Egipto**: utilizó aceites, colocó el cuerpo en posición ritual y realizó oraciones. Cuando sus padres lo interrogaron, el niño explicó que en su «otra vida» él sabía hacerlo. Su comportamiento coincidía con técnicas arqueológicas descritas por egiptólogos. Nadie se las había enseñado.

¿Dónde está toda esta información?

Estos casos —y muchos otros recogidos por Weiss— abren una gran pregunta: **¿dónde se almacena esta información?**

La neurología clásica diría que en el cerebro. Pero estos niños no tenían en sus cerebros ninguna huella física que explicara ese conocimiento. Esto nos lleva a conectar con la metáfora de **Pim van Lommel y el iCloud: la información no está en el hardware, está en la nube. Y el alma accede a ella.**

El alma, entonces, no solo encarna, también **recuerda**. Y en ese recuerdo hay claves para sanar traumas, entender dones y mirar la vida con más compasión y propósito.

El mensaje de Weiss para este libro

El gran aporte de Brian Weiss es doble:

1. La validación clínica: recordar vidas pasadas puede tener un impacto terapéutico profundo.

2. La dimensión espiritual: no somos un cuerpo que tiene un alma, sino un alma que transita múltiples cuerpos.

¿Y qué significa esto para ti?

- Que **tu vida tiene sentido**, aunque ahora no lo veas.
- Que **tu dolor puede venir de más lejos**, pero también puede sanar más hondo.
- Que **las personas que amas no son nuevas**, quizá ya hayan caminado contigo.
- Que **tu alma eligió esta vida para aprender algo** y lo que te ocurre no es castigo, sino posibilidad.

Esta mirada no excluye la responsabilidad ni el presente. Al contrario: **te invita a vivir con más consciencia, más libertad y más amor.**

Casos adicionales de recuerdos espontáneos de vidas pasadas en niños

Además del doctor Brian Weiss, a lo largo de las últimas décadas otros investigadores como el doctor Ian Stevenson y su sucesor, el doctor Jim Tucker, han recopilado miles de casos en todo el mundo de niños pequeños —de entre dos y seis años— que parecen recordar vidas que no vivieron. No son recuerdos vagos ni sueños imprecisos, sino que refieren nombres, direcciones, escenas cotidianas, lenguajes, detalles históricos. Y, a menudo también, heridas emocionales o físicas vinculadas a esas supuestas vidas anteriores.

Uno de los casos más conocidos es el de **Cameron Macaulay**, un niño escocés que desde los dos años insistía en que su verdadera casa no estaba en Glasgow, donde vivía, sino en la isla de **Barra**, en las Hébridas Exteriores. Hablaba con nostalgia de una casa blanca al lado del mar, de un padre llamado Robertson, de aviones que sobrevolaban la costa, de perros en el jardín. Nadie en su entorno tenía relación alguna con esa isla. Pero cuando su madre, intrigada, decidió llevarlo allí, encontraron la casa blanca. Y el lugar coincidía punto por punto con las descripciones del niño. No todo pudo verificarse documentalmente —nunca hallaron constancia de una familia Robertson en la zona—, pero lo que se descubrió ya era suficiente para dejar sin palabras a muchos.

Otro caso asombroso es el de **Gus Taylor**, un niño estadounidense que, antes de cumplir los dos años, empezó a afirmar que era su **abuelo reencarnado**. No lo decía como una fantasía, sino como un hecho. Identificó fotografías antiguas, relató anécdotas familiares que nunca se le habían contado y recordó detalles íntimos de la vida de su abuelo fallecido años antes. Era como si una consciencia antigua se hubiera reencarnado en un cuerpo nuevo, dentro del mismo linaje familiar.

Y luego está **James Leininger**, que desde muy pequeño tenía pesadillas recurrentes en las que se veía dentro de un avión en llamas, cayendo al mar. Empezó a dibujar aviones de combate con una precisión que sorprendía a los adultos. Hablaba de portaaviones, modelos y nombres de aviones que nadie entendía. Con el tiempo, sus padres descubrieron que todo coincidía con la vida de **James Huston Jr.**, un piloto estadounidense abatido en la Segunda Guerra Mundial. No solo los datos eran exactos, incluso las heridas mortales del piloto coincidían con las marcas de nacimiento que James tenía en el cuerpo.

Estos no son casos aislados. Son parte de un archivo cada vez más extenso que sugiere que **la consciencia puede ir más allá del cuerpo**. La memoria no siempre se forma con la experiencia, sino que a veces parece llegar con nosotros. El alma, tal vez, guarda información más allá del tiempo.

La ciencia más rígida aún no sabe qué hacer con estas historias que no encajan en los esquemas tradicionales de la neurobiología ni se pueden reducir a fantasías infantiles. Si bien todavía no tenemos respuestas definitivas, sí tenemos algo igual de valioso: **preguntas legítimas**. Huecos en el paradigma. Grietas por donde vuelve a entrar la luz.

Desde el marco del entendimiento profundo que proponemos en este libro, estas experiencias no son anécdotas extrañas. Son señales, parte de esa información que el alma carga consigo, pistas del recorrido que venimos haciendo como seres, más allá de una sola vida. Y lo más importante: nos recuerdan que quizá nuestras heridas, afinidades, nuestros dones y miedos tengan una historia más larga de lo que creemos.

¿Qué ocurre si empezamos a mirar así? ¿Qué sucede cuando, en vez de preguntarnos solo qué nos pasa, empezamos a preguntarnos también **de dónde viene** lo que nos pasa? La vida, entonces, ya no se ve solo como una línea, sino como una espiral, un viaje con etapas. Como un alma que no empieza ni termina donde creemos.

Y tal vez eso, solo eso, ya sea una forma de sanar.

REENCARNACIÓN Y RECUERDOS INEXPLICABLES: CUANDO LA MEMORIA TRASCIENDE EL CUERPO

Si uno de los pilares del entendimiento profundo es abrir la mirada a fenómenos que no pueden explicarse únicamente desde la lógica materialista, los recuerdos espontáneos de vidas pasadas —especialmente en niños— constituyen una de sus manifestaciones más contundentes.

Desde una perspectiva materialista, la memoria está alojada en el cerebro. Se construye con la experiencia y se activa a partir del aprendizaje, la exposición o la vivencia directa. Pero ¿qué ocurre cuando un niño de tres años describe con lujo de detalles la cabina de un avión de combate de la Segunda Guerra Mundial?

¿Qué pasa cuando reconoce a sus antiguos compañeros de escuadrón, recuerda su nombre completo y los lugares donde vivió... sin haberlos conocido nunca? ¿Qué ocurre cuando un niño embalsama a su perro como en el antiguo Egipto? ¿O cuando dos gemelos se comunican en una lengua muerta como el sánscrito, sin haber estado jamás expuestos a ella?

La mente lógica se desconcierta. Y es ahí donde se abre una grieta. Una grieta que, si se lo permitimos, nos lleva al entendimiento profundo.

EL ENTENDIMIENTO PROFUNDO ANTE LA EVIDENCIA DE LA REENCARNACIÓN

El entendimiento profundo no viene a imponer una verdad. No dice: «Esto es así», sino más bien susurra: «¿Y si esto fuera posible?». Es una apertura, una invitación a considerar que la consciencia no se origina ni termina en el cuerpo físico. La identidad no se reduce al nombre que figura en nuestro documento, sino que existe una continuidad del alma que atraviesa vidas, cuerpos, culturas y épocas.

Autores como Brian Weiss, Ian Stevenson, Jim Tucker y tantos otros han dedicado su vida a documentar estos fenómenos. Lo han hecho con rigurosidad, con metodología científica, con un escepticismo constructivo. Y lo que han encontrado, una y otra vez, son patrones que se repiten: niños que hablan de sus vidas anteriores, que reconocen personas y lugares, que cargan con traumas inexplicables…, hasta que se les da voz y se les permite recordar. Y en muchos de esos casos, al recordar, los síntomas desaparecen.

LA SANACIÓN A TRAVÉS DEL RECUERDO

Aquí es donde lo aparentemente esotérico se vuelve profundamente terapéutico. Porque si la memoria de una vida pasada puede alojar un trauma, también puede contener la llave para liberarlo. Al recordar, se ordena. Al comprender, se libera. Al honrar, se sana.

Este proceso —que va más allá de lo racional— también puede ser un catalizador de paz, comprensión y transformación. ¿Y no es eso, acaso, lo que estamos buscando cuando decimos que necesitamos otra mirada?

EL ALMA COMO VIAJERA DEL TIEMPO Y DEL APRENDIZAJE

En el marco del entendimiento profundo, el alma no es un concepto poético o religioso, sino una entidad viva que trasciende una sola existencia. Y si esto es así —si el alma realmente atraviesa distintas vidas con un propósito evolutivo—, entonces cada experiencia cobra un nuevo sentido.

No estamos aquí por casualidad. No estamos en esta familia, en este país, con estos desafíos, por azar. Nuestra alma ha elegido este escenario porque aquí están las lecciones que necesita y las oportunidades de reparar, cerrar ciclos, despertar a su verdad más profunda.

Esta visión no busca negar el dolor ni convertirlo en algo fácil de soportar. Pero sí ofrece una perspectiva que lo dignifica, lo contextualiza y lo redime.

¿Y QUÉ HAGO YO CON TODO ESTO?

Puede que al leer estas historias —las de los niños que recuerdan, los pacientes de Brian Weiss, los casos documentados por Jim Tucker o Ian Stevenson— te sientas fascinado, pero también algo distante. Como si todo esto ocurriera en otro plano, en otra realidad, en la vida de otros. Pero no. Esta información no está aquí para alimentar la curiosidad. Está aquí para tocar algo profundo en ti, que, quizá, ya intuías. Así es, incluso si no recuerdas ninguna vida pasada, hay patrones en tu vida que se repiten. Hay miedos que no sabes de dónde surgen. Hay relaciones que parecen venir con una carga emocional que no se explica solo en esta vida. Hay pasiones, talentos o afinidades que te llaman sin razón aparente. Y todo eso puede tener su raíz más allá de esta existencia.

¿Y qué sentido tiene saberlo? Pues el mismo que tiene conocer tu historia familiar o tus heridas de infancia: comprender para dejar de repetir. Honrar para sanar. Recordar, no como nostalgia, sino como liberación.

El entendimiento profundo no es solo una mirada espiritual, también es una herramienta de transformación cotidiana. Cuando dejas de vivir como si todo comenzara y terminara contigo, algo en ti se ablanda, se abre. Dejas de exigirle tanto a esta vida, a esta relación, a este error, y empiezas a mirar con más compasión, más paciencia, más humildad. Empiezas a entender que tal vez no has venido aquí a *triunfar*, sino a evolucionar. A recordar quién eres.

La información que no empieza contigo: Bert Hellinger y las raíces invisibles

Hay historias que creemos propias, pero que no empezaron en nosotros. Te descubres repitiendo una conducta que no entiendes, sintiendo una tristeza que no es del todo tuya o atrapado en un patrón que parece venir de otro tiempo. Y cuando lo nombras, cuando lo llevas a terapia o lo conversas con alguien de confianza, te preguntas: ¿por qué me pasa esto? ¿Por qué repito siempre lo mismo? Ahí es donde entra en juego **la mirada transgeneracional**. Y nadie la ha desarrollado con más profundidad —y también más polémica— que **Bert Hellinger**, el creador de las **constelaciones familiares**.

Hellinger, teólogo y terapeuta alemán, observó a lo largo de su vida algo profundamente incómodo y a la vez liberador: **muchas de nuestras heridas emocionales, bloqueos, fracasos o síntomas físicos no son exclusivamente nuestros**. Son ecos de historias no resueltas de nuestra familia, heridas que han sido excluidas, silenciadas o simplemente olvidadas, pero que permanecen vivas en el sistema. Según su enfoque, **la familia es un sistema que busca el equilibrio**, y cuando alguien ha sido excluido —por muerte trágica, abuso, secreto, vergüenza o rechazo— el sistema tiende a *repararlo* de forma inconsciente a través de un descendiente. Así, alguien puede estar viviendo una vida con limitaciones, enfermedades o lealtades invisibles sin entender por qué hasta que se hace visible, se pone en palabras, en imágenes, en consciencia.

Las constelaciones familiares permiten ver esas dinámicas ocultas. En una sesión grupal, las personas representan miembros del sistema familiar y, a través de movimientos espontáneos (y aparentemente inexplicables), **emergen emociones, vínculos, tensiones y exclusiones que estaban en la sombra.** Cuando eso ocurre, algo se ordena, se comprende. Algo —dentro del alma— se suelta.

Hellinger decía que el alma familiar tiene leyes y cuando se infringen —cuando alguien es olvidado, juzgado o rechazado— el amor no puede fluir con libertad. El trabajo, entonces, no es solo individual, sino colectivo. Sanamos en nombre de los que no pudieron hacerlo y liberamos no solo nuestra historia, sino la historia de quienes vinieron antes.

Desde la perspectiva del **entendimiento profundo**, esta información transgeneracional no se hereda solo genéticamente. **También se hereda energéticamente, emocionalmente, incluso cuánticamente.** Es una información que no se ve, pero que se siente. No se toca, pero te condiciona. Y cuando se integra, cuando se honra, cuando se hace consciente, **deja de repetirse.**

Esto, aplicado a la vida cotidiana, puede cambiarlo todo. Puedes pasar de sentirte *defectuoso* a entender que estás cargando algo que no era tuyo. Puedes dejar de luchar contra ti mismo para empezar a mirar con compasión hacia tu historia familiar. Y puedes, por fin, **elegir algo distinto.**

Tal vez por eso el alma escoge una familia. Tal vez —como plantean muchas corrientes espirituales— **el alma del niño elige a sus padres antes de nacer.** No lo hace porque sean perfectos, sino porque contienen justo la información que necesita para evolucionar.

¿Y si no fuera casualidad la familia en la que naciste? ¿Y si tus padres, con todas sus luces y sombras, fueran el contexto exacto que tu alma necesitaba para sanar lo que aún estaba pendiente?

Esa mirada —lejos de justificar los abusos o idealizar el dolor— **abre una puerta de sentido.** Nos permite comprender que **no todo empieza en nosotros,** pero **mucho puede terminar en nosotros.** Que ser conscientes es un acto de amor hacia atrás y de libertad hacia delante.

¿Y si el alma eligiera su camino? La hipótesis del plan prenatal

Llegados a este punto, y tras haber explorado la posibilidad de que la consciencia no se origine en el cerebro, sino que lo utilice más bien como un canal de expresión —como lo sugiere la metáfora del iCloud—, podemos abrir la puerta a una hipótesis aún más provocadora: la del plan prenatal.

¿Y si nuestra alma, antes de encarnarse, ya supiera a lo que venía? ¿Y si hubiese elegido, por razones profundas de evolución y aprendizaje, a esta familia, este país, estas circunstancias? ¿Y si nuestras heridas, nuestras batallas y también nuestros dones no fueran fruto del azar ni de un castigo, sino parte de una planificación que busca la sanación y el crecimiento de la consciencia?

Esta es la propuesta central de *El plan de tu alma*, del autor Robert Schwartz, quien recoge numerosos testimonios de personas que, bajo estados de consciencia expandida (a través de regresiones, canalizaciones u otras técnicas terapéuticas), han accedido a recuerdos del momento en que, supuestamente, sus almas escogieron las pruebas que vivirían: la pérdida de un hijo, una enfermedad, una traición amorosa, una limitación física... Todas ellas eran experiencias, aunque tremendamente dolorosas, previstas como catalizadores de evolución espiritual.

Imagina que, antes de nacer, **tu alma participó activamente en el diseño de tu vida**. Como si la existencia fuese una especie de escuela del alma, y tú —desde un lugar de sabiduría más grande que la mente— hubieras elegido qué aprendizajes vivir, con quién compartirlos y en qué circunstancias encontrarlos. Desde la perspectiva del alma, **cada desafío es una oportunidad de evolución**. No una condena ni un castigo. Un campo fértil para despertar el amor, la compasión, el perdón, la entrega, la fuerza interior. Las grandes cualidades del espíritu no se desarrollan en la comodidad, lo hacen en la alquimia del dolor. Y eso lo cambia todo.

Cambiar la pregunta «¿Por qué me pasa esto a mí?» por «¿Para qué elegí vivir esto?» es uno de los giros más potentes que ofrece esta mirada. No significa negar el sufrimiento ni idealizar el trauma, sino **integrarlo en una narrativa más grande** donde no eres solo víctima, sino también coautor. Desde esta perspectiva, **nuestras relaciones más complejas —padres ausentes, parejas difíciles, hijos con enfermedades— pueden ser pactos álmicos**, acuerdos establecidos antes de nacer para que, a través de esas dinámicas, algo profundo pueda ser comprendido, sanado o trascendido.

Y esto no lo decimos desde una fantasía esotérica, sino como una herramienta práctica para liberar culpa, resentimiento o victimismo. Si tu alma escogió este camino —y esta hipótesis resuena contigo—, entonces **cada persona que aparece en tu vida está cumpliendo un papel importante en tu historia de sanación**. Y tú también en la suya.

Volvemos entonces al entendimiento profundo. Esta mirada no descarta la psicología, ni la genética, ni el entorno, sino que los incluye. Pero también **abre espacio para el alma, para el propósito, para el misterio**. Nos invita a vivir con los pies en la tierra y el corazón en el cielo. Porque quizá la vida no vaya solo de buscar la felicidad o evitar el dolor. Tal vez —como decía Jung— **la vida no es algo que nos sucede, sino algo que creamos desde dentro**. Y ese «dentro» puede incluir mucho más de lo que imaginamos.

Entonces ¿qué pasa si asumimos que nuestras circunstancias no son un error? ¿Qué cambia si, en lugar de resistirlas, las miramos como el terreno exacto donde nuestro ser más profundo puede florecer? ¿Qué ocurre si cruzamos esta hipótesis con la idea de que el alma busca sanar? Lo que emerge es un mapa espiritual coherente con el entendimiento profundo que estamos proponiendo en este libro. El alma no solo traería consigo información de otras vidas —como sugiere Brian Weiss—, sino que también traería un propósito, un plan, un guion no rígido pero sí orientativo.

Y ese plan incluiría no solo a los protagonistas de nuestra vida (madres, padres, hermanos, parejas, maestros, hijos), sino también los escenarios y desafíos. Tal vez escogemos nacer en una familia donde hay adicciones para aprender el desapego. O en una familia donde no se expresa el afecto para aprender a amar sin condiciones. O tal vez en un cuerpo con una limitación física para trascender el valor que le damos a la apariencia o a la productividad.

Cuando abrazamos esta hipótesis —sin fanatismo, pero con apertura—, algo dentro de nosotros se reordena. Ya no somos víctimas del azar, sino caminantes de un sendero que tiene sentido, aunque muchas veces ese sentido no se revele hasta mucho después. Y ese, justamente, es el poder de integrar estas perspectivas en el entendimiento profundo: nos ayudan a mirar nuestra vida desde un lugar menos culpable, menos desesperado... y más compasivo para con nosotros mismos y los demás.

Tal vez lo más espiritual que podamos hacer no sea escapar de nuestra vida, sino **habitarla con presencia, con consciencia y con amor**. Porque si nuestra alma eligió estar aquí, ahora, con estas personas y en este cuerpo..., es que, de alguna manera, **este es el lugar perfecto para sanar**.

¿Y si aquello que más nos duele es justo lo que vinimos a sanar? ¿Y si la vida no es una prueba que debemos superar, sino una oportunidad para recordar quiénes somos?

Tal vez el alma lo sabía.

El aprendizaje a través de los opuestos: el reto del alma

Una de las ideas más reveladoras que plantea Robert Schwartz en *El plan de tu alma* es que el aprendizaje profundo del alma no se da necesariamente cuando todo fluye a favor, sino cuando somos capaces de mantener el corazón abierto ante las condiciones opuestas a aquello que consideramos nuestra luz. Dicho de otro modo: el alma no busca únicamente experimentar sus dones, sino trascenderlos. Y para ello escoge muchas veces encarnarse en contextos que parecen contradecir o dificultar precisamente esos mismos dones. ¿Por qué? Porque el verdadero reto no es brillar cuando todo te aplaude, sino amarte cuando nadie lo hace. No es recibir amor por lo que haces, sino abrirte a dar amor por quien eres, incluso cuando no encajas. El aprendizaje, entonces, sucede a través del contraste.

Pongamos un ejemplo. Imagina a alguien que encarna un don evidente: gran capacidad intelectual, pensamiento ágil, facilidad para aprender, mente brillante. Ese don —como todos los dones— no es casual, sino parte del equipaje que el alma trae consigo. Pero esa alma, para evolucionar, necesita, más que demostrar su inteligencia; aprender a amarse a sí misma más allá de los aplausos que esa inteligencia pueda provocar. Y entonces ¿qué ocurre? Pues que al nacer se encuentra con una familia o un entorno que no aplaude ese don. Tal vez porque no lo comprende, porque lo envidia o porque simplemente no le da valor. Y ahí comienza la herida.

Al principio, el niño o la niña, en su necesidad de ser visto, empieza a hipertrofiar el don. Estudia más. Se esfuerza. Se convierte en el mejor de la clase. Más adelante, acumula títulos, másteres, un doctorado. Empieza a tener éxito profesional, es decir, reconocimiento externo. Y sin embargo..., algo falta. No basta con triunfar si uno no se siente amado. No basta con brillar si no se siente visto. No basta con saber si no se siente sentido.

Ahí es cuando aparece el síntoma. El insomnio. La ansiedad. La tristeza inexplicable. O simplemente una sensación de vacío, de desconexión. Es la señal de que el alma está llamando a la puerta. El plan no era coleccionar logros, sino aprender a amarse sin ellos.

El don, cuando se entrega al ego, se convierte en cárcel. Pero cuando se entrega al alma, se convierte en luz.

¿Y qué significa entregar el don al alma? Significa usar tu capacidad intelectual no para buscar amor en los demás, sino para comprenderte a ti mismo. Para hacerte preguntas más sabias, entender tus emociones y cultivar tu interior. Significa permitir que ese don —que tan fácilmente podría volverse arrogancia— se convierta en humildad. En compasión. En sabiduría verdadera.

Así el don florece. Pero no lo hace como un grito de superioridad, sino como una expresión natural de tu esencia. Y tu alma, en lugar de enfermarse en el esfuerzo por ser suficiente, comienza a sanar en el reconocimiento de que ya lo es.

Este patrón se repite en muchos ámbitos: una persona que tiene un don para amar, pero nace en una familia donde el amor se retira como castigo. Una persona con un don para la comunicación, pero que crece en un entorno de silencio. Una persona con una sensibilidad espiritual enorme, pero que se ve rodeado de cinismo o dogma. En todos estos casos, el desafío es el mismo: aprender a amar lo que soy aunque el mundo no lo valide. Aprender a abrir el corazón cuando todo parece empujarme a cerrarlo.

Ese es el verdadero aprendizaje del alma, y es ahí donde el entendimiento profundo nos ofrece una clave poderosa: no estás perdido. Estás aprendiendo a través de los opuestos. De modo que:

Tu dolor no es un castigo. Es una pista.

Si no entregas tu don a tu alma, el don enfermará y tu alma también.

Si entregas el don a tu alma, el don crecerá, iluminará y tu alma sanará.

Y si sigues su huella con el corazón abierto, puede llevarte justo al lugar donde siempre has pertenecido: a ti.

Esquema visual: el aprendizaje del alma a través de los opuestos

el don

Representa la cualidad que el alma encarna.

Ejemplos: inteligencia, sensibilidad, capacidad de amar, creatividad, liderazgo.

el entorno contrario

El alma escoge una familia o entorno donde ese don no será valorado, reconocido o potenciado.

Ejemplos: falta de reconocimiento, crítica constante, indiferencia, represión emocional.

hipertrofia del don

El don se exagera en búsqueda de reconocimiento.

Consecuencias: sobreesfuerzo, ansiedad, vacío, insatisfacción, síntomas físicos o emocionales.

Pregunta clave: ¿Qué necesito demostrar para que me quieran?

entrega del don al alma

El don se integra con el corazón.

Consecuencias: paz interior, propósito, conexión, sabiduría, bienestar.

Pregunta clave: ¿Puedo amarme aunque no me aplaudan?

la paradoja que sana

El alma evoluciona al abrir el corazón en el entorno opuesto a su luz.

El don florece cuando se entrega al alma, no al ego.

CAPÍTULO 3.
ABRIR
EL CORAZÓN.
LA ALQUIMIA DEL
DOLOR EN AMOR

Durante años creí que el corazón era simplemente una bomba: un músculo que late, empuja la sangre y se acelera con el esfuerzo o la emoción. Pero poco a poco —y sobre todo después del dolor— descubrí que el corazón es mucho más que eso.

El corazón es el hogar del alma.

Y no lo digo de forma metafórica, sino desde una experiencia real, tangible, casi física. Cuando estás en calma, cuando estás alineado con quien eres, cuando sientes verdad..., lo sabes, aquí, en el pecho. En el centro del pecho. No es una idea, es una certeza corporal. El corazón no razona, reconoce. Y eso lo convierte en el órgano más sabio que tenemos.

En este mundo hipermental nos enseñan a pensar antes que a sentir, a resolver antes que a escuchar, a sobrevivir antes que a vivir. Y, sin darnos cuenta, nos vamos desconectando del corazón como si fuera algo prescindible. Como si sentir nos hiciera más débiles. Como si abrir el corazón fuera un lujo peligroso, pero no lo es. Abrir el corazón es el único camino hacia la verdad. Cuando duele... es que hay algo sagrado que quiere salir.

Cuando aparece el dolor, lo primero que hacemos es intentar cerrarlo. Taparlo. Controlarlo. La mente se pone en modo defensa y empieza a buscar culpables, explicaciones, salidas rápidas. Pero el corazón no quiere defenderse, quiere expresar, atravesar. Quiere sentir para transformar. Y aquí es donde ocurre una de las transformaciones más profundas que he vivido: cuando dejas de luchar contra el dolor y empiezas a atravesarlo desde el corazón..., el dolor se convierte en amor. Esto no ocurre de golpe. No es fácil, pero es posible. Y no hay alquimia más poderosa que esa.

El corazón, el hogar del alma

Durante siglos, la ciencia y la filosofía han debatido sobre el verdadero centro de nuestra existencia. ¿Es la mente? ¿Es el cuerpo? ¿Es el alma? Aunque la neurociencia ha avanzado enormemente en comprender cómo funciona el cerebro, la mayoría de las personas de forma instintiva intuyen —y sienten— que el verdadero núcleo de nuestra vida está en el corazón. No me refiero únicamente al órgano que late y bombea sangre. Hablo del corazón como símbolo y como realidad energética. Un lugar desde el que sentimos con profundidad, desde el que amamos, desde el que se expresan la compasión, la empatía y la ternura. Pero también un espacio sagrado, invisible y poderoso, donde habita lo más profundo de nuestro ser: el alma.

La ciencia ha empezado a acercarse a este misterio. El HeartMath Institute ha demostrado que el corazón tiene un campo electromagnético mucho más potente que el del cerebro y responde antes que la mente a ciertos estímulos. Que se anticipa. Que sabe. ¿Y si el corazón no solo fuera una bomba biológica, sino también un sensor cuántico de la realidad?

Cuando una persona atraviesa una experiencia límite —una pérdida, una enfermedad, un accidente—, la mente colapsa. La lógica no alcanza. Las explicaciones se agotan. Y es en ese silencio, en ese vacío, cuando el corazón empieza a hablar. A veces con una certeza profunda. Otras con un susurro de amor. En ocasiones con una paz que no tiene explicación. Y si lo escuchamos..., ocurre la transformación.

El corazón no necesita entender. El corazón sabe. El corazón no lucha por tener razón. El corazón late por amor. Y cuando le abrimos espacio, cuando dejamos de vivir solo desde la mente y nos abrimos a vivir desde el corazón, empieza un camino nuevo, más auténtico, más alineado, más sano.

La bifurcación del corazón: dos caminos desde la misma semilla

El origen del dolor, de la tristeza, de la culpa no es otra cosa que la manifestación alterada del amor. Más allá del apego, más allá del deseo de control, hay una semilla pura, un vínculo verdadero que nace desde el corazón. Cuando sufrimos por la pérdida de alguien, por una ruptura, por el final de una etapa vital, lo que duele no es solo lo que se va, sino lo que aún ama dentro de nosotros. Es el amor lo que está sufriendo. Es la vida del corazón la que, al no encontrar salida, se convierte en nudo, en pena, en desgarro. En ese instante, la vida nos pone ante una bifurcación: o evitamos el dolor o lo abrazamos.

Evitar el dolor puede parecer una solución práctica: nos distraemos, nos ocupamos, nos llenamos de ruido y actividades. Pero todo eso es una forma de construir una armadura, una coraza que pretende protegernos, pero que en realidad bloquea el proceso natural de sanación, ya que, cuando el amor herido no se expresa, se enquista y se convierte en tristeza crónica, en ansiedad, en síntomas físicos o psíquicos que nos acompañan sin que sepamos bien por qué.

En cambio, si decidimos abrir el corazón y permitirnos sentir el dolor, algo cambia. Si nos atrevemos a llorar, a compartir, a meditar, a escribir, a mirar de frente la ausencia, ese amor herido empieza a encontrar un cauce. Cuando se le permite sentir, el corazón tiene una sabiduría innata para transmutar. Y entonces el dolor, sin dejar de serlo, comienza a convertirse en otra cosa: comprensión, gratitud, presencia. Y más tarde, casi sin darnos cuenta, en amor. Un amor distinto, un amor transmutado.

La tristeza sentida con consciencia es tristeza que sana. El dolor abrazado con el corazón abierto es puerta de transformación.

Cuando entendemos esto, comprendemos algo fundamental: lo que sentimos no es un error, una debilidad, una fragilidad. Es la expresión más profunda de que en nuestro interior hay algo que ama. Y ese algo, cuando se le da espacio, siempre encuentra el camino de regreso a la semilla de origen, el amor.

Ante la crisis, ante el dolor, se abre un cruce de caminos radicalmente distintos. Como si la vida nos presentara un cruce, una bifurcación existencial. Por un lado, está **el camino de la apertura**, aquel que permite sentir el dolor, vivir la tristeza, reconocer la herida. Ese camino no es fácil. Nos pide valor. Nos pide entrega. Sin embargo, es precisamente esa entrega —ese permitirse llorar, temblar, recordar, escribir, meditar, compartir— la que transforma de nuevo la semilla en su estado original: el amor. Es un proceso alquímico. Detrás de cada lágrima que no se reprime, detrás de cada miedo que se nombra, empieza a germinar una forma nueva de amor. Y esa floración es lo que llamamos sanación.

En el otro extremo está **el camino de la evitación**. Por miedo al dolor, por rechazo al sufrimiento, construimos una armadura. Fingimos. Distraemos. Enterramos la semilla bajo capas de ruido, de ocupaciones, de «ya pasó». Pero esa semilla herida no desaparece, solo se endurece y, al no recibir luz, ni agua, ni verdad, se hace fibrosa. Se vuelve una raíz muda pero activa. Una raíz que no florece, pero que sigue estirando sus hilos hacia nuestro cuerpo, hacia nuestras emociones, hacia nuestra salud. Y, así, la tristeza se vuelve crónica. El vacío se vuelve insaciable. **La emoción que no se libera se transforma en síntoma.**

Y aquí aparece un elemento clave: la mirada con la que interpretamos lo que nos ocurre. La manera en la que miramos el dolor define qué camino tomará esa semilla de amor herido. Si lo hacemos con una mirada limitada, puramente materialista —la de la física clásica—, intentaremos entender desde lo visible, lo medible, lo tangible. Así, muchas veces no encontraremos respuestas porque hay situaciones humanas —una pérdida, un duelo, una ruptura vital— que no se resuelven con ecuaciones simples.

Necesitamos una mirada más amplia: una mirada cuántica. Una mirada que incluya lo invisible. Que contemple la posibilidad de que exista información que no se ve, pero que se siente. Que entienda el sufrimiento no solo como un fallo del sistema, sino como una invitación a trascender. Una mirada que incluya la sincronicidad, la intuición, la consciencia no local, y que permita que la ecuación vuelva a tener sentido, no desde la lógica, sino desde el alma. Solo entonces podremos elegir bien el camino para esa semilla: abrirnos al dolor como camino hacia la sanación, o cerrarnos por miedo y perpetuar el sufrimiento.

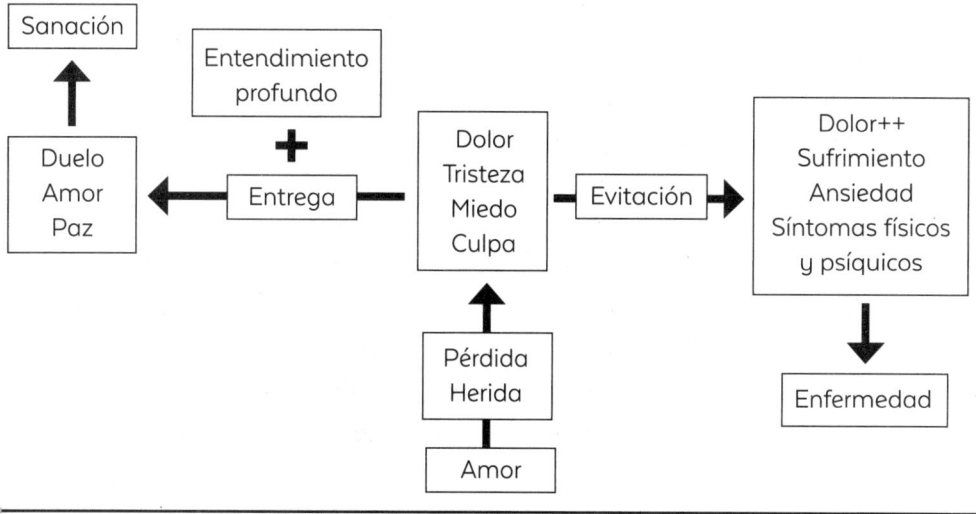

El libre albedrío y la cocreación: el arte de decidir cómo vivir

Durante siglos, la humanidad ha debatido sobre la existencia del libre albedrío. ¿Somos arquitectos de nuestra vida? ¿O somos piezas en un tablero dispuesto por una inteligencia superior? ¿Elegimos o simplemente respondemos?

A primera vista, parecería que decidimos muchas cosas: con quién nos relacionamos, qué estudiamos, a qué nos dedicamos, dónde vivimos. Pero, si afinamos la mirada, hay ciertos escenarios que no hemos elegido con la voluntad consciente: una pérdida repentina, una enfermedad devastadora, un accidente que lo transforma todo, una persona que aparece en el momento más inesperado y nos cambia por dentro. ¿Quién eligió eso?

Aquí es donde la comprensión del libre albedrío se transforma: no todo lo que vivimos lo hemos elegido, pero sí decidimos cómo lo vivimos. El libre albedrío no se manifiesta tanto en el diseño de los eventos, sino en la forma en que nos relacionamos con ellos.

Esto nos lleva a una visión más integradora: no somos los únicos creadores de nuestra realidad, somos cocreadores. Existe una fuerza mayor —llámese consciencia universal, inteligencia divina, campo cuántico, Dios— que orquesta ciertos escenarios clave en nuestro camino. Esos momentos vienen con una pregunta silenciosa, con un interrogante profundo que solo puede responderse desde el corazón: ¿qué harás con esto que te ha sido entregado?

Ahí comienza el verdadero libre albedrío. Ante ese accidente, esa pérdida, ese encuentro luminoso o ese descubrimiento, ¿cerrarás el alma por miedo a sufrir? ¿O la abrirás, sabiendo que puede doler, pero que también puede sanar, transformar y florecer?

Cuando cerramos el corazón por miedo al dolor, lo que hacemos es tratar de evitar la vida. Nos anestesiamos. Nos protegemos. Con todo, esa protección tiene un precio altísimo: una vida apagada, gris, sin brillo. Como dice una frase que me gusta repetir: «Para no morir de amor, muchos optan por no amar. Y entonces mueren de otra cosa».

Por el contrario, cuando abrimos el corazón —incluso con miedo o dolor—, elegimos participar activamente en la danza sagrada de la vida. Elegimos confiar y estar presentes. Y en esa entrega consciente, en ese acto de humildad ante lo que no controlamos, florece algo que es profundamente humano... y profundamente divino a la vez. Ahí descansa nuestra verdadera libertad: en la actitud, en la elección interna de abrirnos o cerrarnos. En ese árbol de decisión que se nos presenta una y otra vez y que define, sin que lo notemos, el rumbo de nuestra existencia.

Abrir el corazón transforma tu mundo: relaciones, cuerpo y salud

Cuando elegimos abrir el corazón, no solo estamos tomando una decisión emocional o espiritual. También estamos influyendo, de manera muy concreta, en nuestra biología, en nuestra química interna y en la forma en la que nos vinculamos con el mundo.

EN NUESTRAS RELACIONES

Un corazón cerrado genera relaciones superficiales, funcionales, basadas en el miedo o en la necesidad, en las que se intercambian expectativas más que verdades. Son relaciones en las que uno se protege más de lo que se entrega y el otro constituye una amenaza o una fuente de validación.

Pero un corazón abierto... transforma el vínculo. Un corazón abierto se ofrece, no exige. Sabe que puede doler, pero también que, si no se arriesga, nunca conocerá lo que es amar de verdad y la plenitud que se siente. Las relaciones desde un corazón abierto son más honestas, más libres, más profundas. No se trata de perfección, sino de plenitud. Y algo mágico ocurre: cuando uno se abre desde el alma, el otro lo siente, pero no con la mente, sino con el cuerpo. Esto es así porque la apertura del corazón tiene un lenguaje silencioso que atraviesa las palabras. Es una vibración que se contagia. Y si el otro también está preparado, responde con su propia apertura, lo que da lugar a relaciones realmente significativas.

EN NUESTRO CUERPO

La medicina ya ha demostrado lo que la sabiduría ancestral intuía: las emociones no expresadas, el dolor evitado, el miedo contenido generan tensiones crónicas, inflamaciones, disfunciones inmunológicas. El corazón cerrado somatiza, literalmente. No lo hace como un castigo, sino como un mensaje. El cuerpo avisa sobre lo que el alma no se atreve a decir.

Cuando abrimos el corazón, cuando nos atrevemos a sentir lo que hay que sentir, el cuerpo empieza a relajarse. El sistema nervioso baja su nivel de alerta. La biología entra en coherencia, el sistema inmunológico se regula, las hormonas del estrés disminuyen. El cuerpo, en definitiva, respira.

Esto no es poesía. Es ciencia. El corazón, como órgano, tiene su propio campo electromagnético, que es más potente que el del cerebro. Cuando entramos en coherencia cardiaca —es decir, cuando los pensamientos, las emociones y la respiración se armonizan—, todo el sistema se equilibra. Y ahí comienza la verdadera sanación.

EN NUESTRA SALUD EMOCIONAL

La apertura del corazón nos conecta con el sentido profundo de lo que vivimos. Nos permite dejar de pelearnos con la realidad y empezar a escuchar lo que la vida nos quiere enseñar. Nos invita a madurar desde el alma, no solo desde la mente, y nos ayuda a resignificar el dolor, a transformar el miedo en fuerza, la pérdida en legado, la tristeza en ternura.

Y lo más importante: nos conecta con una alegría que no depende de las circunstancias externas, sino de estar alineados con lo que somos y saber que, pase lo que pase, podemos abrirnos. Podemos amar y podemos confiar.

LO QUE NOS ROMPE TAMBIÉN NOS ABRE

Se dice que el dolor puede romper el corazón..., pero en esa ruptura, algo nuevo nace. Una ternura. Una lucidez. Una nueva forma de estar en el mundo. Y por eso el dolor, aunque duela, a veces despierta y hace que toquemos una parte de nosotros que estaba dormida. El alma se vuelve más visible, más presente. Quizá por eso las personas que han sufrido de verdad y que han sabido atravesar ese dolor tienen una mirada distinta, que es profunda, suave, sabia. Han visto la vida desde el abismo y optaron por abrir el corazón cuando cerrarlo habría sido más fácil.

El alma habla en susurros. Y el único órgano que sabe escucharlos es el corazón.

Una práctica sagrada cotidiana

Abrir el corazón no es un acto heroico que ocurre una sola vez, sino una práctica diaria. Es una decisión silenciosa que tomamos a cada momento: cuando escuchamos sin juzgar, cuando damos sin esperar, cuando miramos al otro —y a nosotros mismos— con compasión en vez de exigencia.

Abrir el corazón no es solo para los grandes momentos de la vida: los duelos, las rupturas, los despertares espirituales. Se trata, también, de abrirlo para lo cotidiano. Por ejemplo, para esa conversación incómoda en la que podríamos elegir defendernos o abrirnos; para ese abrazo que podríamos evitar por miedo a mostrarnos vulnerables; para ese «te quiero» que podríamos callar por orgullo.

La práctica sagrada de abrir el corazón no requiere rituales externos, sino de presencia interna. Esto significa estar atentos al momento en que, por miedo o por hábito, quisiéramos cerrarnos..., y en lugar de eso, respiramos hondo, sentimos y nos quedamos. Esto es, en verdad, espiritualidad en acción, el camino del alma: no huir del dolor, sino transitarlo con dignidad; no buscar el placer a toda costa, sino vivir en coherencia con el amor que somos.

Si cada día, aunque sea una sola vez, logramos abrir el corazón cuando nos gustaría cerrarlo, estamos transformando nuestra vida. No de golpe, no de forma milagrosa, pero sí profundamente. Como una gota que, con el tiempo, puede moldear la piedra más dura. Esa es la alquimia sagrada del corazón.

Y si esta mirada más amplia —este entendimiento profundo que une la física clásica y la cuántica, lo visible y lo invisible— puede sostenernos y ayudarnos a resolver la ecuación cuando el dolor nos atraviesa, ¿qué no podría hacer si la invocamos también cuando todo va bien? ¿Qué no podría ofrecernos si la aplicamos cuando la familia está sana, el trabajo nos ilusiona y las relaciones fluyen? Esta mirada, por tanto, no es solo para la crisis, también es la que debemos adoptar para la celebración. No solo para sanar, también para expandirnos y disfrutar más plenamente, agradecer desde lo más hondo y vivir con más consciencia incluso los días aparentemente normales.

Cuando usamos esta práctica sagrada del corazón también en los momentos luminosos, no solo transformamos el dolor, sino que también multiplicamos la alegría. Y entonces la vida ya no es solo un lugar que atravesamos, sino que se convierte en un lugar sagrado que habitamos.

El amor vs. La lucha: sacrificio, esfuerzo y laboriosidad

Durante generaciones se nos ha enseñado que amar es sacrificarse y entregar todo por los demás, incluso a costa de nosotros mismos, es un acto noble, un ideal. Que cuanto más sufrimos, más amamos; que cuanto más renunciamos, más valioso es lo que damos. Y, sin embargo, hay algo profundamente distorsionado en esa visión, que, aunque haya nacido del deseo de hacer el bien, se ha ido alejando de la verdad del alma.

El sacrificio, tal como se ha entendido culturalmente, nace de una ecuación desequilibrada: para que tú estés bien, yo debo estar mal. Para que tú ganes, yo tengo que perder. Se concibe el bienestar como un recurso escaso que solo se puede repartir de forma desigual, como si el amor verdadero solo pudiera medirse en litros de sufrimiento. No obstante, el amor, el verdadero amor, no florece en la pérdida. El verdadero amor no se entrega desde la carencia, sino desde la plenitud. No tengo que hundirme para que tú flotes. No tengo que apagar mi luz para que la tuya brille. El universo, cuando opera desde el amor, no juega a suma cero. El beneficio genuino es aquel en el que ambos ganan, ambos crecen, ambos se expanden.

Ahí radica una diferencia fundamental porque, cuando me sacrifico, lo hago desde una visión parcial: la de que el bien de uno solo puede existir si hay mal en el otro. Pero las leyes universales no funcionan así. El cosmos se rige por la sinergia, por la cooperación, por la danza invisible de energías que se amplifican mutuamente. El sacrificio, entonces, no es un acto sagrado, sino una interpretación cultural, una distorsión bienintencionada pero incompleta de lo que realmente significa amar. Esto no quiere decir que el amor no implique trabajo o entrega. Tampoco significa que no requiera energía, compromiso, constancia. Claro que sí. Pero ahí es donde aparece otro matiz clave: el esfuerzo.

El esfuerzo, a diferencia del sacrificio, no exige que uno pierda para que otro gane. El esfuerzo implica intensidad, presencia y energía canalizada hacia un propósito. Pero cuando esa intensidad se convierte en una constante, cuando no se respeta el ritmo natural del cuerpo, de la emoción, de la vida, el esfuerzo deja de ser virtud y se convierte en carga. Supone desgaste y tensión crónica. Es como la inflamación en el cuerpo: útil en momentos puntuales, necesaria para resolver ciertos procesos, pero devastadora cuando se cronifica. El esfuerzo sostenido en el tiempo, sin pausas, sin respiros, sin armonía, produce el mismo efecto: fatiga, ansiedad, enfermedad.

Y aquí aparece un tercer concepto que rara vez se nombra, pero que para mí es la clave de todo: la laboriosidad. Definamos, entonces, con claridad: el sacrificio es cuando uno se da desde la pérdida, desde el daño personal, desde una renuncia que desequilibra. Es la idea que subyace en que, para que el otro gane, yo debo perder. Que para que tú estés bien, yo tengo que estar mal. Es amor que duele, que se arrastra, que se agota, contaminado por la culpa, por la exigencia, por la creencia de que el sufrimiento valida la entrega.

Pero el verdadero amor no nace de la pérdida ni se expresa en forma de perjuicio. El sacrificio puede parecer noble, pero muchas veces es solo una expresión de autoabandono disfrazada de generosidad. Es una distorsión que, en lugar de unir, separa; que, en lugar de expandir, debilita. Cuando uno se borra a sí mismo por otro, el vínculo deja de ser sano. El sacrificio no es una prueba de amor: es el precio que paga quien no se ha permitido vivir desde su plenitud.

El esfuerzo es la intensidad que se aplica a una acción. No es en sí mismo negativo; puede ser necesario en momentos concretos. Pero cuando se sostiene sin pausa, sin alternancia, sin escucha del cuerpo y del alma, se vuelve destructivo. El esfuerzo continuo es, en esencia, tensión mantenida y una lucha contra el tiempo. Y como sabemos que ocurre con la inflamación en el cuerpo, el esfuerzo solo debería aparecer en momentos de verdadera urgencia o supervivencia. De forma natural, no debería ocupar más del 10 por ciento de nuestro tiempo, puesto que, cuando se convierte en un estado permanente, acaba enfermando. Agota. Desconecta. Rompe.

La laboriosidad, en cambio, es el hacer desde el amor, desde la conexión, desde el ritmo fisiológico de la naturaleza. La constancia sin urgencia. La dedicación sin desgaste. El arte de sostener algo con presencia, con gozo, con paciencia. No busca el resultado inmediato, sino que honra el proceso. La laboriosidad es como una danza entre el alma y la acción. Es lo que permite que una pasión se transforme en sabiduría, que una vocación se convierta en obra. Sostiene al artesano, al músico, al jardinero, al que crea con las manos y con el alma. No es adrenalina ni agotamiento, sino ritmo. Una repetición sagrada. Una manera de hacer que está alineada con el corazón y con la tierra, y que no enferma, no arrasa, no exige sacrificios, sino que se construye a base de presencia, de amor y de tiempo.

El amor no exige esfuerzo continuo. El amor cultiva la laboriosidad como una danza entre la acción y el descanso, entre el dar y el recibir, entre el compromiso y la celebración. Y esa laboriosidad, cuando se mira con más atención, es mucho más que una actitud frente al trabajo. Se trata de una filosofía de vida, una forma de estar en el mundo en la que el hacer se convierte en algo sagrado porque está alineado con los ritmos de la vida, no con las prisas del ego.

La laboriosidad es el ritmo del campo y la semilla. Cuando siembras, no esperas que el fruto brote al día siguiente. Sabes que hay un proceso invisible, subterráneo, que está ocurriendo, aunque tú no lo veas. Sabes que el agua, la tierra, la luz y el tiempo están haciendo su parte, y lo aceptas. No se te ocurre arrancar la semilla para ver si está creciendo. Solo riegas, cuidas y confías.

Ese es el ritmo de la naturaleza. Un ritmo constante, sostenido, lleno de paciencia, pero no de urgencia, y no provoca desgaste, sino transformación. Porque el árbol no se fuerza para crecer. Simplemente crece. Desde dentro. Desde su semilla. Desde su verdad.

La laboriosidad es como el cauce de un río: firme, constante, pero sin violencia. No embiste las rocas, las rodea. Y sigue. Con serenidad, con profundidad, con dirección.

La laboriosidad también es el ritmo del artesano. El que se sienta frente al torno, al lienzo, a la madera, al metal…, y deja que el tiempo y la conexión hagan su trabajo. No hay prisas. No hay ansiedad. Hay presencia, entrega. Y horas, muchas, pero son horas de alma, de conexión. Porque todo lo que es bello, todo lo que es verdadero, necesita tiempo para nacer.

Se dice que para alcanzar la maestría en cualquier ámbito se necesitan al menos diez mil horas de práctica. Pero hay algo esencial en esto que pocas veces se menciona: es imposible sostener diez mil horas sin amor. Si esas horas se vivieran desde el esfuerzo continuo, desde la obligación, desde la lucha, acabarían enfermando el cuerpo y agotando el alma. Pero cuando esas mismas horas se transitan desde el amor, desde la pasión genuina, desde la conexión profunda con lo que se hace, entonces no desgastan, al contrario, construyen. No vacían, sino llenan. Porque la energía del amor no consume, transforma.

La sabiduría no se adquiere leyendo ni escuchando teorías. La verdadera sabiduría se encarna. Se vuelve carne, gesto, mirada, decisión cotidiana. Y eso solo ocurre cuando repetimos con intención, con sensibilidad, con alma. No se trata de diez mil horas de agotamiento, sino de diez mil horas de laboriosidad sagrada. Un tiempo que se ofrece como quien ora, como quien cultiva un jardín, como quien ama. Y esa constancia amorosa es la que convierte el hacer en sabiduría viva.

La laboriosidad no está hecha de picos de adrenalina, sino de constancia consciente. Y es profundamente liberadora porque cuando vives así, cuando trabajas así, ya no dependes del resultado inmediato. Ya no vives en función del logro. Vives en función del proceso. Entonces el hacer se convierte en un acto de meditación, en una oración silenciosa, en una expresión genuina del ser.

La laboriosidad es la forma en que la vida trabaja cuando no está distorsionada por la prisa. Es la forma en que el alma se manifiesta en el hacer. Es el ritmo de lo real y del alma encarnada. El ritmo de la plenitud. Por eso, cuando uno deja de vivir desde el esfuerzo y empieza a vivir desde la laboriosidad, algo cambia profundamente. El motivo: ya no luchas contra el tiempo ni te peleas con el mundo. Ya no te castigas por no llegar, sino que te alías con el ritmo natural de la existencia. Y en esa alianza aparece una fuerza nueva. Una energía que no agota, que no enferma, que no te arrastra..., sino que te nutre: la energía del amor que se hace acción. El amor que trabaja y persevera. El amor que crea, sin urgencia, pero con firmeza.

Esto es importante: cuando vives desde la laboriosidad, ya no te defines por el resultado. Te defines por la manera de habitar el camino, por cómo atraviesas el proceso y cómo respiras mientras lo haces. Así, el hacer deja de ser lucha y se convierte en expresión. Deja de ser guerra y se vuelve danza. Cuando el hacer nace del amor, ya no hay urgencia, sino propósito. Ya no hay tensión, sino presencia. Ya no hay desgaste, sino nutrición. Aquí es cuando se produce el verdadero cambio. El amor no lucha ni se sacrifica para ganar aprobación. El amor no exige esfuerzo permanente para probar su valía. Cuando es verdadero, el amor se manifiesta en el arte de sostener con dulzura, de actuar con sentido, de dar sin perderse. Entonces la acción se vuelve un templo y el tiempo se convierte en aliado. Y cada gesto, por pequeño que sea, lleva consigo la semilla de lo sagrado.

EL AMOR Y LA LUCHA: DOS RAÍCES, DOS CAMINOS

En el fondo, toda vida se define por la raíz desde la que se vive. Hay quienes viven desde la lucha y hay quienes eligen vivir desde el amor.

La lucha, como paradigma cultural, nos ha moldeado durante décadas. Nos han inculcado que debemos luchar por nuestros sueños, por nuestros derechos, por nuestro lugar. Pero esa retórica, al observarla con detenimiento, nos muestra un lenguaje que reproduce tensión, desgaste, enfrentamiento, que asume que todo debe costar, debe doler, que todo tiene que ser conquistado a través del sufrimiento. Y con esa mirada bélica aparecen sus dos aliados más fieles: el sacrificio, que cree que el amor se mide en lo que uno pierde, y el esfuerzo, que intenta acelerar lo que necesita tiempo, que quiere apurar la flor antes de que esté lista para abrir. Y los dos aliados son expresiones de una misma raíz: la escasez. La urgencia. El miedo a no llegar.

Sin embargo, existe otro camino que parte de una raíz distinta que no lucha contra la vida, sino que se alinea con ella. Y esa raíz es el amor.

Cuando el amor es la fuente, el movimiento que nace se llama laboriosidad. Y la laboriosidad no arrastra, no duele, tampoco desgasta. La laboriosidad sostiene, acompasa, transforma. Es el ritmo natural del alma que hace lo que vino a hacer. Sin atropello, sin drama, sin renuncia forzada.

Un niño que se enamora del balón no se sacrifica, solo juega, y esto no supone ningún esfuerzo. E invierte miles de horas en el juego, horas que lo transforman, lo construyen, lo moldean. En esto consiste la laboriosidad.

Lo mismo ocurre con el pintor, el bailarín, el ceramista, el jardinero. No hay lucha, sino devoción, práctica, ritual. Y hay amor.

Por eso podemos decir, sin miedo a simplificar, que:

> La lucha está asociada al sacrificio y al esfuerzo. El amor, en cambio, se manifiesta en la laboriosidad. El primero genera tensión. El segundo, transformación. El primero agota. El segundo nutre. El primero exige. El segundo inspira.

Y en esa elección —porque es una elección— se define la calidad de nuestra vida.

No se trata de hacer menos, sino de hacer distinto, desde otro lugar, desde otra raíz. Y entonces lo cotidiano se vuelve sagrado. Y la acción se convierte en una extensión del alma.

La pregunta que surge ahora es simple pero poderosa: ¿desde dónde estás caminando tú?

Prácticas sagradas: paciencia, confianza, entrega, sencillez, humildad y austeridad rica

PACIENCIA: EL ARTE DE HABITAR EL TIEMPO

La paciencia es mucho más que esperar. Es una forma de estar, una manera de caminar la vida sin empujar el proceso, sin forzar la cosecha antes de tiempo. En un mundo que celebra la velocidad, la productividad y los resultados inmediatos, la paciencia es casi un acto revolucionario. Pero también es un acto de amor. No significa pasividad ni resignación. La paciencia es una fuerza interior que sostiene sin rigidez, que espera sin ansiedad, que acompaña sin exigir. Es una fortaleza serena que habita el presente con confianza, que reconoce que todo tiene un ritmo, una maduración, un momento justo para florecer, y que no somos nosotros quienes determinamos ese momento.

La paciencia es una forma de humildad. Nos recuerda que no todo depende de nosotros, que no todo se puede acelerar, que hay procesos que están vivos y que necesitan tiempo para convertirse en lo que están destinados a ser. Como la semilla bajo tierra que en apariencia no hace nada, pero en su oscuridad va preparando la vida que pronto brotará.

Cuando actuamos sin paciencia, desde la urgencia o la impaciencia, lo hacemos desde el miedo, desde la necesidad de controlar, desde la falsa idea de que, si empujamos lo suficiente, todo ocurrirá más rápido. Pero no es así. Empujar a la vida antes de tiempo es como arrancar una fruta verde del árbol: puede parecer que la tenemos, pero aún no es su momento. Y entonces no alimenta ni nutre. No ha madurado.

En el amor, en las relaciones, en los proyectos vitales, la paciencia es el espacio que permite la transformación. Es saber acompañar sin invadir, confiar en el otro, en uno mismo y en la vida, conscientes de que todo proceso genuino tiene su propio reloj, y, cuanto más lo forcemos, más se retrasa.

La paciencia no es inactividad, sino presencia sin presión. Es estar, seguir, sostener, con la confianza de que todo está en camino. Es una danza lenta con el tiempo. Una respiración larga. Una fe sin fanatismo.

Cuando vivimos con paciencia, nos alineamos con los ritmos profundos de la naturaleza: la tierra no tiene prisa y, sin embargo, todo florece; el río no se detiene y, sin embargo, nunca se apura. El alma sabe que lo importante no se mide en horas, sino en profundidad. La paciencia, entonces, no es una virtud antigua y olvidada. Representa, al contrario, una herramienta sagrada, una práctica silenciosa, un lenguaje del alma que nos enseña a confiar, a soltar, a acompañar... y a amar sin condiciones.

CONFIANZA: EL SUELO INVISIBLE QUE SOSTIENE NUESTROS PASOS

La confianza no es ingenuidad. Tampoco credulidad ciega ni optimismo sin fundamento. Es, más bien, una decisión profunda del alma. Una elección interna que se hace incluso en ausencia de garantías externas. Es el arte de caminar, aunque no veas el camino. De seguir, aunque no sepas a dónde te lleva. De sostenerte, aunque el suelo aún no haya aparecido.

La confianza nace cuando dejamos de controlar y soltamos la necesidad de tenerlo todo previsto. Cuando renunciamos a las certezas absolutas que nos ofrece la mente racional y, en su lugar, empezamos a escuchar los susurros del corazón. No se trata de esperar que todo salga bien. Se trata de saber que, ocurra lo que ocurra, serás capaz de atravesarlo y que, de algún modo, eso que parecía caos acabará teniendo sentido.

Confiar es permitir que la vida nos sorprenda. Es entender que, muchas veces, el alma sabe antes que la mente. Que hay una sabiduría profunda —en nosotros y en el universo— que orquesta movimientos que no alcanzamos a comprender y que no siempre responde a nuestros planes, pero sí a nuestra evolución.

En la confianza hay una rendición activa. Cuando confiamos, afirmamos: «Estoy aquí, haciendo mi parte..., y dejo que la vida haga la suya». Es la danza entre la acción y la entrega, entre lo que depende de mí y lo que no, entre lo que hago con determinación y lo que suelto con humildad.

La confianza, además, se cultiva, no aparece de golpe. Se construye en los pequeños actos de entrega diaria, cada vez que soltamos el control, cada vez que no reaccionamos con miedo, cada vez que decidimos creer en lo invisible. También cada vez que miramos hacia atrás y comprobamos que, aunque no lo entendimos en su momento, todo nos llevó exactamente adonde teníamos que estar.

A nivel profundo, la confianza es espiritual. Es un acuerdo silencioso con la vida, una alianza sagrada con lo desconocido. Una mirada que reconoce que no estamos solos, que hay una red invisible que nos sostiene, aunque no la veamos. Cuando vivimos desde esa certeza, todo cambia: el miedo se calma, la ansiedad se disuelve, la acción se vuelve más clara.

Confiar no es no tener miedo, sino no dejar que el miedo gobierne. Se trata de caminar con el miedo, pero no desde él. Es abrir el corazón, incluso cuando todo parece incierto. Es elegir la paz en medio de la tormenta y seguir avanzando, paso a paso, incluso cuando el horizonte todavía está cubierto de niebla. Porque la confianza no es una emoción, es una postura del alma. Y cuando se convierte en el suelo sobre el que vivimos, cada paso, incluso el más incierto, se vuelve sagrado.

ENTREGA: LA ALQUIMIA DE SOLTAR EL CONTROL Y HABITAR EL PRESENTE

La entrega no es resignación ni una derrota. No significa rendirse porque ya no queda otra salida. La entrega, en su sentido más profundo, es una de las formas más elevadas de sabiduría interior. Es un gesto de confianza radical, una apertura completa a lo que es, una renuncia voluntaria al control como mecanismo de supervivencia.

Entregarse no significa no actuar. Significa actuar sin apego al resultado. Es poner lo mejor de uno, dar lo más auténtico, caminar el camino con corazón..., y luego soltar. Soltar la expectativa, soltar la necesidad de que las cosas sean como uno quiere, soltar el miedo a que salgan de otra forma.

La entrega nace cuando comprendemos que hay fuerzas más grandes que nuestra voluntad. Que hay un orden más sabio que el que nuestra mente puede comprender. Que, a veces, lo que parece retroceso es preparación y, otras, lo que duele es revelación. Cuando soltamos nuestra necesidad de controlar, algo más grande puede empezar a actuar.

Hay momentos en la vida en los que la única opción sana es la entrega. Cuando ya hemos probado todo, cuando nada funciona, cuando los planes se caen..., es ahí donde la entrega se vuelve medicina. Es entonces cuando uno deja de empujar y empieza a escuchar, deja de luchar y empieza a fluir, deja de exigir y empieza a confiar.

La entrega no es pasiva, sino profundamente activa. Es una decisión consciente de habitar el presente tal como es, con todas sus luces y sombras. Se trata de una rendición amorosa al misterio de la vida en la que el alma se dispone a decir: «Acepto lo que es. Me abro a lo que venga. Estoy aquí, con todo lo que soy».

La entrega transforma porque, cuando dejamos de oponer resistencia, la energía que antes usábamos para luchar se convierte en fuerza para vivir. La vida deja de ser un combate y se convierte en un río. Y uno deja de nadar a contracorriente para empezar a ser llevado, guiado, sostenido.

La entrega es el estado en el que el alma más crece porque, solo cuando soltamos, podemos recibir. Solo cuando vaciamos las manos pueden llenarse de nuevo. Solo cuando dejamos de imponer podemos descubrir lo que realmente necesita manifestarse.

En las grandes tradiciones espirituales, la entrega no es una opción menor, sino el camino hacia la paz, hacia el amor, hacia la plenitud. Consiste en dejar de vivir desde el ego que exige y empezar a vivir desde el alma que confía. Y cuando uno aprende a entregarse —no como excepción, sino como forma de estar en el mundo— todo cambia. La vida sigue teniendo desafíos, pero ya no son una lucha, sino un aprendizaje. Ya no hay urgencia, hay presencia. Ya no hay miedo al futuro porque confiamos en el proceso. Entregarse, por consiguiente, no es perder el control, sino entregarlo a algo más sabio. Es rendirse, no a la derrota, sino a la verdad profunda de que no todo depende de uno. Cuando el alma se entrega, el universo responde.

SENCILLEZ: VOLVER A LO ESENCIAL

La sencillez no es la ausencia de riqueza, ni una renuncia forzada a lo bello. Es, más bien, una elección consciente de lo esencial, el arte de despojarse de lo innecesario para habitar lo verdadero. Vivimos en un mundo que nos ha entrenado para creer que más es mejor: más cosas, más estímulos, más planes, más logros. Pero ese *más*, muchas veces, nos aleja de nosotros mismos. La sencillez, por tanto, es el acto profundo de volver al centro. Es mirar hacia dentro y preguntarse: «¿Qué es realmente importante? ¿Qué necesito para estar en paz? ¿Qué me suma y qué solo me ocupa espacio, tiempo, energía?».

Una vida sencilla no es una vida pobre, sino una vida rica en claridad, en presencia, en sentido. Es una vida donde hay menos distracción y más atención. Menos acumulación y más conexión. Menos complejidad impuesta y más profundidad vivida.

Practicar la sencillez es aprender a soltar... objetos, sí, pero también ideas, creencias, relaciones, hábitos que ya no vibran con lo que somos. Es deshacernos de lo que pesa, de lo que desvía, de lo que agota, y quedarnos con lo que nutre, con lo que inspira, con lo que da vida.

Sencillez es también humildad y no necesitar adornarse para ser visto ni inflarse para ser valorado. Es reconocer que lo más valioso no siempre grita, a veces susurra, a veces se esconde en lo pequeño, en lo cotidiano, en lo simple. Una infusión compartida con presencia. Un paseo sin prisa. Un «gracias» sincero. Una conversación honesta. Un silencio que abraza. Esos momentos, que en la lógica del mundo no cuentan, son en realidad los que sostienen nuestra alma.

La sencillez es una práctica sagrada porque nos devuelve a lo que somos antes de todo lo aprendido. Nos recuerda que no necesitamos impresionar, competir ni justificar. Que ya somos suficientes y que lo más poderoso, lo más luminoso, lo más transformador... suele adquirir la forma de un gesto simple.

En tiempos donde todo empuja al ruido, la sencillez es un acto de rebeldía espiritual. Una declaración de amor a lo esencial. Una forma de vida donde lo importante tiene espacio, donde la belleza no se impone, sino que emerge, donde vivir no se convierte en un proyecto inabarcable, sino en una experiencia habitable. Y entonces, cuando elegimos la sencillez como camino, descubrimos que lo que buscábamos fuera —el bienestar, la plenitud, la paz— ya estaba dentro de nosotros. Solo hacía falta limpiar, ordenar, soltar. Volver al alma.

HUMILDAD: EL ESPACIO INTERIOR DONDE FLORECE LO VERDADERO

La humildad no es la negación de uno mismo, ni la falsa modestia que se disfraza de virtud. Tampoco es rebajarse ni minimizar nuestros dones. La humildad auténtica es el reconocimiento profundo de quiénes somos sin necesidad de exagerar ni de esconder. Es saber que somos un canal, no una posesión. Que nuestras habilidades, nuestras palabras, nuestras obras no nos pertenecen del todo, sino que vienen de algo más grande.

Ser humilde es estar en contacto con la verdad desnuda del ser, dejar de mirar desde el ego, que todo lo compara, lo mide y lo califica, y empezar a mirar desde el alma, que solo reconoce, honra y agradece. La humildad es una forma de ver, de escuchar, de caminar; una forma de estar en el mundo sin imponerse, pero tampoco sin esconderse.

La humildad nace cuando nos damos cuenta de que no somos el centro del universo, pero también cuando comprendemos que sí somos una parte esencial de ese universo. No más, no menos. Una expresión única del todo. Una chispa de una inteligencia mayor.

Practicar la humildad es permitir que la vida nos enseñe, el otro nos transforme, el error nos guíe, la duda nos abra. La humildad escucha sin defenderse, pregunta sin querer tener siempre razón y aprende sin la necesidad de mostrarse sabio.

En un mundo que premia la imagen, la apariencia, el reconocimiento inmediato, la humildad es una fuerza silenciosa que se mantiene firme. No busca los aplausos ni persigue la validación. Solo quiere ser fiel a lo verdadero. Tampoco necesita tener la última palabra. Le basta con saber que ha sembrado bien. Quizá lo más bello de la humildad es que abre espacio para lo nuevo, lo inesperado, lo que no controlamos. Cuando dejamos de llenarnos de nosotros mismos, la vida encuentra hueco para entrar. Y entonces las ideas llegan, las relaciones se sanan, las soluciones aparecen, no porque las hayamos forzado, sino porque nos hemos hecho disponibles.

La humildad es una práctica sagrada porque nos alinea con el corazón del universo. Nos devuelve a la escucha, al servicio, a la conexión verdadera. No hay amor profundo sin humildad. No hay sabiduría sin humildad. No hay transformación sin humildad. Cuando la cultivamos, descubrimos que no necesitamos ser grandes para hacer cosas grandes. Nos basta con estar presentes, atentos, dispuestos. Porque lo más poderoso, lo más bello, lo más luminoso… siempre florece en lo sencillo, en lo callado, en lo humilde.

AUSTERIDAD RICA: EL ARTE DE VIVIR CON LO JUSTO Y CON EL ALMA LLENA

En un mundo que constantemente nos dice que más es mejor, hablar de austeridad parece casi una provocación. No me refiero a austeridad que empobrece, que castiga, que se impone como renuncia o como carencia. Hablamos aquí de una austeridad rica.

Una forma de vivir que elige lo esencial y abraza lo suficiente. Una vida que encuentra plenitud no en la acumulación, sino en la profundidad.

La austeridad rica es la sabiduría de quien sabe distinguir entre lo que necesita el alma y lo que exige el ego. Entre lo que es alimento verdadero y lo que es simple distracción. Es una elección consciente de simplificar, no por obligación, sino por coherencia. No por miedo, sino por amor a lo real.

Esta práctica sagrada nos invita a mirar nuestra vida con honestidad y a preguntarnos: ¿cuánto de lo que tengo necesito realmente? ¿Cuánto de lo que hago está alineado con mi verdad? ¿Qué silencios estoy tapando con ruido, con objetos, con estímulos, con urgencias que no son tales?

La austeridad rica no es escasez, es claridad. No es renuncia, es propósito. No es resignación, es libertad. Es el acto valiente de despojarse de lo que sobra, de lo que pesa, de lo que desvía... para quedarse con lo que nutre, con lo que vibra, con lo que verdaderamente sostiene.

No es una estética. Es una ética. Una forma de estar en el mundo sin necesidad de ocupar más espacio del necesario. Una manera de decirle a la vida: «Estoy disponible, estoy presente, estoy alineado. No necesito adornos para ser. No necesito excesos para sentirme pleno».

Vivir en austeridad rica es abrir un espacio en el cuerpo, en la casa, en la agenda, en el alma. Y en ese espacio permitir que entre lo esencial: la belleza de lo sencillo, la profundidad de lo auténtico, la paz de lo suficiente.

Por austeridad entiendo el silencio que queda cuando apagas el exceso de estímulo. El gozo de una conversación verdadera. La alegría de crear con las manos. La gratitud por lo que está. La capacidad de mirar alrededor y afirmar: «Esto basta, y es hermoso».

Consiste asimismo en un acto de rebeldía amorosa frente a un sistema que nos empuja a consumir, a correr, a acumular, a competir. La austeridad rica dice: «No necesito más, necesito mejor. No necesito cantidad, necesito verdad». Por eso es una práctica sagrada, porque nos devuelve a lo esencial, purifica y ordena. Porque libera y permite que la luz del alma brille sin tanto ruido alrededor.

Entonces descubrimos que lo que parecía poco es abundante. Que lo que parecía simple, es profundo. Que lo que parecía austero, es riquísimo. Porque la verdadera riqueza no está fuera, sino dentro. Y solo se revela cuando dejamos espacio para que pueda aparecer.

UNA ALQUIMIA COTIDIANA

Cada una de estas prácticas sagradas —paciencia, confianza, entrega, sencillez, humildad y austeridad rica— no es un concepto decorativo ni una etiqueta espiritual. Es una semilla, una puerta, un modo de estar en el mundo desde el alma y no desde el ego.

No se trata de imponernos una perfección inalcanzable ni de vivir como si estuviéramos en un monasterio flotando sobre las demandas del día a día. Todo lo contrario. Estas prácticas no son una huida de lo cotidiano, sino una forma más profunda de habitarlo. Son una alquimia silenciosa que convierte lo ordinario en sagrado. El sol de la mañana, una conversación difícil, una jornada de trabajo, un silencio compartido..., todo puede ser espacio para la presencia, para la transformación.

Vivir desde el alma no es un acto heroico aislado, es una constancia. Una elección diaria. Una forma de volver una y otra vez a lo esencial, aunque a veces nos desviemos, haya días nublados o en ocasiones dudemos. Lo sagrado no necesita perfección, necesita intención.

Y cuando cultivamos estas prácticas, algo dentro de nosotros se reordena. No cambia todo de golpe, pero sí cambia la forma en la que atravesamos la vida, en la que amamos, en la que escuchamos, en la que respiramos. Se suaviza la lucha. Se abre el corazón. Se alinea el hacer con el ser.

Este capítulo no ha hablado solo de virtudes. En el fondo ha girado en torno a una nueva frecuencia, a una melodía más íntima, a un ritmo más humano. Estas páginas nos han explicado cómo podemos, con pequeños gestos repetidos con alma, construir una vida con sentido, y no solo en los grandes eventos, sino en lo más simple. Porque ahí, en lo simple, es donde el alma canta más claro.

Y así, día tras día, sin grandes aspavientos, empezamos a descubrir que sí..., otra mirada es posible. Y que esa mirada transforma porque no es una teoría, sino una manera de vivir. Y una vez que aprendemos a vivir desde estas prácticas sagradas —como quien cuida un jardín invisible dentro del alma—, vemos el mundo con otros ojos. La realidad ya no se mide solo por lo que ocurre fuera, sino por cómo resonamos con lo que ocurre. Descubrimos que la forma en la que vivimos cada instante cambia lo que ese instante significa. Y que el sentido de la vida no se encuentra, sino que se cultiva.

No obstante, para que todo esto se sostenga, no basta con la intención. Hace falta alineamiento, un eje interno que conecte lo que somos, lo que hacemos, con quién lo compartimos y hacia dónde nos dirigimos. Hace falta recordar que no basta con mirar hacia dentro; también hay que saber hacia dónde caminar fuera.

Y ese es precisamente el paso siguiente. Después de mirar el alma, hace falta alinear la vida.

CAPÍTULO 4.
EL ALINEAMIENTO:
VIVIR DESDE
LO QUE ERES

Hay una fuerza sutil que, aunque no siempre podamos nombrarla, marca la diferencia entre una vida que fluye y una vida que pesa. Esa fuerza es el alineamiento, es decir, un estado interno en el que lo que somos, lo que sentimos, lo que pensamos y lo que hacemos se encuentran en la misma frecuencia, en la misma dirección, en el mismo eje.

Vivir alineado no significa vivir sin errores ni dudas. Significa vivir desde la coherencia. Desde un lugar interno donde todo lo que expresamos hacia fuera está en sintonía con nuestra verdad más profunda. Implica que nuestras decisiones no nacen del miedo ni de la presión externa, sino de una conexión íntima con lo que realmente somos.

Pero ¿cómo se siente vivir desalineado? Cuando se vive sin alineamiento, se siente como un ruido de fondo constante, una sensación de incomodidad que no siempre sabemos explicar, como si todo *pareciera estar bien* desde fuera, pero por dentro algo no encajara. Se manifiesta en un cansancio crónico, relaciones que no fluyen, trabajos que pesan, síntomas físicos que se repiten. El cuerpo lo grita, la emoción lo susurra, la mente lo niega..., pero el alma lo sabe.

El desalineamiento no siempre es producto de una gran traición a uno mismo. A veces ocurre en pequeñas renuncias diarias. En decir sí cuando queríamos decir no; callar cuando algo en nosotros pedía voz; sostener una rutina que ya no nos representa; mirar para otro lado cuando la vida nos muestra que algo ya no vibra con lo que somos.

Y entonces, poco a poco, se instala el malestar, sordo, difuso, pero persistente. La energía baja, la motivación desaparece, las emociones se estancan. No estamos haciendo nada *malo*, pero estamos viviendo algo que no es nuestro, ya que nos hemos desconectado del eje.

Por eso, este capítulo no es una invitación a hacer más, sino una invitación a volver al centro. A dejar de vivir desde lo que se espera y empezar a vivir desde lo que se es. A tomar decisiones no desde la urgencia, sino desde la verdad. No desde el ruido externo, sino desde la brújula interna.

Vivir alineado no es un lujo espiritual. Es una necesidad vital porque cuando estamos alineados, todo cambia. La energía se renueva. La intuición se afina. Las decisiones se vuelven más claras. Las relaciones se transforman. Y la vida, esa misma vida que antes parecía cuesta arriba, ahora comienza a fluir con otra ligereza.

El alineamiento no es perfección. Es autenticidad, presencia. Es escuchar al alma y honrarla en lo cotidiano. Solo desde ese lugar es posible construir una vida que no sea solo vivida…, sino plena. Y eso, en el fondo, es lo que más profundamente anhelamos: una vida que se parezca a lo que somos.

El desalineamiento y sus consecuencias

Estar desalineado es habitar una vida que no te representa. Es caminar en una dirección mientras tu alma susurra otra, sostener vínculos, trabajos o rutinas que no honran lo que verdaderamente eres. Pero ¿qué es lo que causa ese desalineamiento? No siempre es una cuestión tan evidente como elegir algo incorrecto o vivir en automático. Muchas veces, la raíz está en un lugar más profundo: el inconsciente.

A menudo creemos que nuestras decisiones son libres, racionales, conscientes. Pero lo cierto es que están condicionadas —más de lo que nos gustaría admitir— por heridas no sanadas, por emociones que no fueron acogidas, por traumas infantiles, por lealtades invisibles que nos atan a historias familiares que ni siquiera comenzamos nosotros.

Y es ahí donde se produce el cortocircuito. El alma sabe lo que vino a vivir, pero la mente —programada por el miedo, la costumbre o la necesidad de pertenecer— toma decisiones en su contra que buscan sobrevivir, no vivir. Son decisiones que se adaptan, que evitan el conflicto, que repiten patrones conocidos..., aunque duelan. Hay personas que se sienten profundamente vacías en una vida que, desde fuera, parece perfecta. Otras arrastran síntomas físicos, fatigas inexplicables, bloqueos emocionales persistentes. Muchas veces, detrás de todo eso, hay una desalineación entre lo que el alma desea y lo que la personalidad ejecuta.

Ese desalineamiento puede venir de creencias heredadas que no se cuestionaron, de promesas hechas en silencio cuando éramos niños, de un «yo me encargo» con el que cargamos sin saberlo. Como si estuviéramos cumpliendo un mandato que ya no nos corresponde, pero que aun así no nos atrevemos a soltar, puesto que soltarlo significaría traicionar a alguien, separarse, elegir algo diferente..., y eso, muchas veces, duele más que seguir en el lugar equivocado.

Por eso no podemos hablar de desalineamiento sin hablar del pasado. No para quedarnos atrapados en él, sino para entender cómo lo que no se mira condiciona lo que decidimos hoy. Porque lo que no se sana, se repite, y lo que se repite sin consciencia, se convierte en destino.

El cuerpo lo sabe antes que la mente. Cuando hay desalineamiento, el cuerpo lo muestra así: insomnio, ansiedad crónica, dolores sin causa médica clara, enfermedades autoinmunes, problemas digestivos. No son casualidades, sino mensajes. Constituyen señales de un alma que intenta expresarse, pero no encuentra el canal abierto, y de una desconexión que pide ser reconocida.

Las emociones también se tornan confusas. Vives con una sensación de insatisfacción constante, de estar fuera de lugar, de esforzarte por encajar en un guion que no has escrito tú. Y cuanto más tiempo pasa, más se intensifica esa sensación de ruido interno, de contradicción vital. Es como estar desintonizado de tu propia frecuencia, como si tu vida se viviera en otro canal.

Reconocer este desalineamiento es el primer paso para transformarlo porque solo se puede cambiar lo que se ve. Esto implica aceptar que tal vez no estamos donde deberíamos, no porque seamos débiles o incapaces, sino porque durante mucho tiempo hemos tomado decisiones desde la herida y no desde la esencia. La buena noticia es que ese estado no es permanente. Se puede reconectar y reordenar. Se puede volver a alinear la brújula interna. Pero para eso es necesario abrir espacio para lo que ha estado silenciado, esto es, las emociones no expresadas, los duelos no transitados, las heridas que aún supuran. Debemos dejar de pelear con lo que sentimos y empezar a escucharlo. Y, sobre todo, permitir que el alma tome la palabra porque cuando el alma habla —y tú estás dispuesto a escuchar—, todo empieza a ordenarse desde dentro. El proceso no es mágico ni inmediato, pero sí profundo y verdadero.

El desalineamiento no es un error, sino una llamada. Una invitación a regresar a ti. A dejar de llevar una vida prestada para empezar a construir una vida propia que esté en coherencia con tu verdad más íntima. Solo cuando eso ocurre, el cuerpo descansa, las emociones se aquietan y la energía vital vuelve a fluir.

«Aquellos que no aprenden nada de los hechos desagradables de sus vidas fuerzan a la consciencia cósmica a que los reproduzca tantas veces como sea necesario para aprender lo que enseña el drama de lo sucedido. Lo que niegas te somete, lo que aceptas te transforma».

CARL GUSTAV JUNG

MÁS ALLÁ DE LO PSICOSOMÁTICO: UNA MIRADA DESDE EL ALMA

Durante décadas, el enfoque psicosomático ha ofrecido una comprensión valiosa del vínculo entre cuerpo y mente. Nos ha enseñado que los pensamientos, las emociones y los estados mentales tienen una influencia directa sobre el cuerpo físico. El estrés mantenido, el miedo constante, la represión emocional o las creencias inconscientes pueden convertirse en síntomas, dolencias o enfermedades. Esta mirada ha sido un avance importante: nos ha sacado de la idea de que el cuerpo enferma por azar y nos ha acercado a la noción de que cada síntoma tiene un mensaje, una raíz, una historia.

Sin embargo, esa mirada sigue siendo incompleta. Continúa limitada por la dualidad mente-cuerpo, como si nuestra existencia pudiera reducirse a un diálogo entre pensamientos y órganos. En realidad, somos mucho más que eso. Nuestra experiencia vital no se agota en lo que pensamos ni en lo que sentimos físicamente. Hay otras dos dimensiones esenciales que dan profundidad y sentido a nuestra existencia: el corazón, como centro de nuestra verdad emocional más profunda, y el alma como la consciencia que trasciende lo visible, lo lógico, lo inmediato. Es desde esa totalidad —cuerpo, mente, corazón y alma— donde podemos comprender de forma más plena por qué enfermamos, por qué nos perdemos y también cómo podemos sanarnos y reencontrarnos.

Aquí es donde nace una mirada distinta. El verdadero origen del malestar no está solo en el pensamiento que genera tensión corporal. Muchas veces, se halla en la desconexión entre lo que somos y lo que vivimos, entre la verdad de nuestra alma y el papel que interpretamos en nuestra vida cotidiana, entre lo que sentimos profundamente y lo que nos permitimos manifestar.

El desalineamiento ocurre cuando el alma y el corazón van por un lado; y la mente y el cuerpo, por otro. Simplemente se descompensa porque no puede sostener tanta incoherencia, y no lo hace como castigo, sino como señal. Como mensajero. Como espejo de un conflicto interno más profundo.

En el enfoque psicosomático tradicional, el síntoma se analiza como resultado de un conflicto emocional no resuelto o de una creencia limitante que opera desde el inconsciente. Y esto es real. Pero si solo miramos eso, corremos el riesgo de quedarnos en la historia del trauma, en el pasado, en el porqué. El desalineamiento, en cambio, no niega el pasado, pero lo trasciende. Nos invita a mirar no solo lo que nos pasó, sino quiénes somos hoy y si estamos siendo fieles a eso que somos.

Puede suceder que una persona haya sanado las heridas de la infancia, haya comprendido sus patrones familiares y haya perdonado…, y aun así vive desalineada. Es decir, quizá trabaje en un campo que no vibra con su esencia, se relacione desde un lugar que ya no le representa, sostenga rutinas que no le nutren, diga que sí cuando por dentro todo grita no. Ahí no hay trauma activo, sino desconexión con el alma. El cuerpo, entonces, no solo reacciona al estrés mental o emocional, también reacciona —y a veces sobre todo— a la falta de coherencia con la propia verdad. A la renuncia sutil a lo que uno siente que debería ser su camino. A la distancia entre lo que se vive y lo que se intuye que sería correcto vivir.

Por eso este libro propone ir más allá del enfoque psicosomático, y no para negarlo, sino para ampliarlo. Para incluir el alma en la ecuación. Para entender que no todo síntoma tiene su origen en una emoción reprimida o un trauma no resuelto. A veces, el síntoma es el lenguaje que utiliza el alma para decir: «Este no es el lugar. Esta no es la forma. Este no es el ritmo».

La pregunta, entonces, no es solo: «¿Qué emoción no he procesado?», sino también: «¿Estoy viviendo desde lo que realmente soy?». La razón, porque muchas veces el dolor no viene de lo que pasó, sino de no estar alineado con lo que podría estar pasando si se nos permitiera vivir desde nuestra verdad.

Y esa es una mirada mucho más completa porque no solo busca sanar el pasado, sino pretende abrir el presente a una vida más coherente, más auténtica, más conectada. Una vida donde el cuerpo, la mente, el corazón y el alma caminen juntos. Donde el bienestar no sea solo la ausencia de síntomas, sino la presencia de sentido.

Podríamos imaginarlo de este modo: dentro de nosotros coexisten dos líneas. Una es la línea del alma y del corazón; la otra, la línea de la psique y del cuerpo. Cuando esas dos líneas caminan en la misma dirección, todo fluye. Hay coherencia. Hay paz. Hay fuerza vital. Pero cuando empiezan a caminar en direcciones distintas —cuando el alma y el corazón nos están pidiendo ir hacia un lado, y la mente y el cuerpo siguen obedeciendo los mandatos del sistema, de la costumbre, del miedo—, entonces ocurre algo profundo, invisible pero muy real. Lo que sucede es que entre ambas líneas se crea una tensión. No se trata de una idea abstracta, es más bien una cuerda invisible que empieza a estirarse dentro de nosotros. Un hilo que, cuanto más lo forzamos, más resistencia ofrece. Y esa resistencia, con el tiempo, se transforma en síntomas.

Primero aparecen pequeñas señales. Un insomnio esporádico. Una fatiga sin causa aparente. Una pérdida de entusiasmo. Si no hacemos caso de estas señales, si seguimos tirando de la cuerda en direcciones opuestas, esa tensión se amplifica. Y el cuerpo, que es el escenario donde todo se manifiesta, empieza a hablar más fuerte. Entonces se manifiestan los dolores crónicos, los problemas digestivos, las contracturas, la ansiedad, la pérdida de vitalidad. El alma y el corazón dicen una cosa; la psique y el cuerpo intentan sostener otra. Pero el cuerpo no miente y siempre acaba revelando la incoherencia. Porque ese hilo, aunque invisible, no es irrompible. Y si seguimos viviendo desalineados —haciendo lo que no sentimos, diciendo lo que no creemos, sosteniendo lo que no vibra—, ese hilo se tensa hasta un punto en que se rompe. En ese momento, cuando se rompe, no solo se rompe la salud, también el sentido y la conexión con uno mismo.

Por eso, muchas veces, sanar no es solo entender lo que pasó, sino volver a alinear esas dos líneas, volver a mirar dónde está tu alma. Toca preguntarte qué desea tu corazón y tener el coraje de llevar tu mente y tu cuerpo en esa dirección. Porque solo cuando todas tus partes apuntan hacia el mismo lugar, aparece la paz. La claridad. La salud.

Este es el verdadero origen de muchos síntomas. Recuerda, no es un castigo, sino una señal, un aviso. Como un acto de sabiduría del cuerpo que, cuando la mente se ha desconectado, se convierte en el último recurso del alma para decir: «Así no».

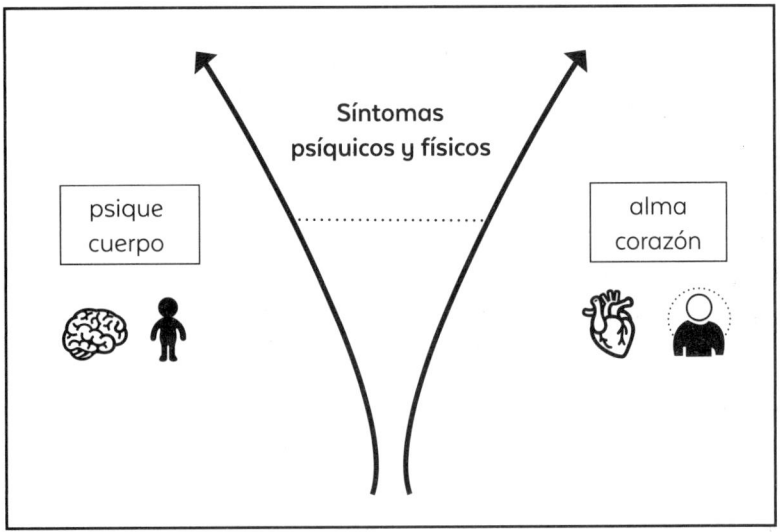

EL ALINEAMIENTO DE LOS CUATRO PLANOS: EL ARTE DE VIVIR PLENAMENTE

Cuando estos cuatro planos —físico, mental, emocional y espiritual— están alineados, nos encontramos en armonía con nosotros mismos y con el mundo que nos rodea. Vivir de manera alineada no es un estado estático, sino un proceso continuo, una constante reconfiguración que requiere atención, consciencia y voluntad. Es un movimiento fluido donde cada plano se ajusta, se adapta y se equilibra, sin que ninguno de ellos predomine de manera despro-porcionada.

El alineamiento no es simplemente un concepto idealizado; es un viaje real, palpable, que se experimenta día a día. No se trata de encontrar un punto fijo al que llegar, sino de permitir que el cuerpo, la mente, las emociones y el alma se ajusten constantemente a las exigencias y lecciones de la vida. Como un río que fluye, el alinea-miento está en el movimiento, en la flexibilidad, en el dejar ir lo que ya no sirve y abrazar lo que llega con la siguiente marea. Es la aceptación de que no estamos hechos para permanecer rígidos, sino para danzar con la vida, para adaptarnos, para crecer.

Es una danza, el arte de vivir en equilibrio, en coherencia, en ple-nitud. Vivir alineados es crear una sinfonía interna donde cada pla-no se convierte en una nota que resuena en perfecta armonía con las demás. Cuando la mente, el cuerpo, el corazón y el alma se en-cuentran sincronizados, nuestras acciones se convierten en una ex-presión profunda de nuestro ser más auténtico. Las decisiones no surgen de la confusión, sino de la claridad; los esfuerzos no se sien-ten como cargas, sino como actos de amor y dedicación que nos conectan con nuestra verdadera esencia. La conexión con el mun-do, con los demás y con nosotros mismos se vuelve más rica, más profunda, más genuina.

DEFINICIÓN DE LOS CUATRO PLANOS

Plano físico: Hacer

El plano físico se refiere a nuestra capacidad de actuar en el mun-do. Es el ámbito del hacer, de la acción concreta, de la materializa-ción. Es todo lo que se puede ver, tocar, medir. En este plano, vivi-mos en la forma, damos forma a nuestras ideas a través del trabajo, el movimiento, el cuerpo. Es el espacio donde las decisiones se traducen en acciones, donde el deseo se convierte en conducta y donde el cuerpo, como vehículo del ser, es el que ejecuta. El hacer nos conecta con la realidad tangible y con la materialización de nuestro propósito. Es, por tanto, el plano de la manifestación, del cuerpo, de las acciones.

Plano mental: Pensar

El plano mental está relacionado con la mente, el pensamiento, la comprensión, el análisis. Es el plano del razonamiento, de la reflexión, de las ideas y los conceptos. En este plano se toman decisiones conscientes, se procesan la información y las experiencias. El pensar nos permite ordenar el caos de la vida, clasificar nuestras emociones y construir estrategias para movernos por el mundo. Es el plano de la mente racional y lógica, el que organiza y estructura lo que percibimos a través de nuestros sentidos. Da coherencia al hacer y al sentir, y conecta lo que sabemos con lo que hacemos.

Plano emocional: Sentir

El plano emocional se refiere a nuestra capacidad de experimentar y expresar nuestras emociones. Es el plano del sentir, donde todas las sensaciones, los sentimientos y las emociones toman forma. Aquí, las respuestas que surgen desde el corazón nos guían, nos enseñan y nos impulsan. El sentir nos conecta con nuestra humanidad más profunda, nos mantiene en contacto con lo que nos afecta y lo que nos mueve. Es el plano de la conexión emocional con los demás, el de la empatía, la compasión y el amor. Es a través del sentir como podemos valorar nuestras experiencias, nuestra felicidad, nuestras tristezas y entender los impulsos que nos mueven. El sentir no solo nos enseña sobre el amor, también sobre el miedo, la ira y todas las emociones que dan forma a nuestra interacción con el mundo.

Plano espiritual: Ser

El plano espiritual es el más profundo, el que conecta con nuestra esencia, con nuestro ser interior, con lo que no acertamos a ver, pero que sabemos que está ahí. Es el plano del ser, donde se experimenta la conexión con lo divino, con la vida, con el universo y con nuestra alma. Aquí no importa lo que hacemos ni lo que pensamos, lo que importa es quién somos. Es el plano que nos permite alinearnos con un propósito mayor, trascender el ego y acceder a la paz profunda. El ser nos conecta con la consciencia universal, nos hace sentir que somos parte de algo mucho más grande que nosotros mismos. Este plano es el que nos lleva a vivir con sentido, a encontrar la verdad en el caos y a experimentar la vida de manera plena, sin juicios ni distorsiones.

Cuando los cuatro planos —físico, mental, emocional y espiritual— están alineados, todo en nuestra vida cobra sentido. Las decisiones se toman con claridad, los esfuerzos se convierten en actos de amor y dedicación, y nuestra conexión con el mundo y con los demás se vuelve más auténtica y profunda. Los cuatro planos deben considerarse y nutrirse con la misma atención y amor. Si uno de ellos está desalineado, se crea un desequilibrio que afectará a todos los demás aspectos de nuestra vida.

La verdadera plenitud no es un resultado que se alcanza, sino un estado que se vive. Y esa plenitud surge de la integración de los cuatro planos, donde el cuerpo, la mente, el corazón y el alma trabajan juntos en perfecta armonía para construir una vida que no solo sea vivida, sino también experimentada con profunda satisfacción. Este equilibrio dinámico, esta sinfonía interna, es el camino hacia el bienestar completo. La armonización de estos planos no es algo que se logre de manera definitiva; es un proceso continuo, una práctica que requiere atención y presencia en cada momento.

La madriguera de la nutria: el costo del esfuerzo mal dirigido

Imaginemos que la vida es un río ancho, fluido, lleno de energía y potencial. Desde pequeños se nos prepara para navegar por él. En la infancia y la adolescencia, aprendemos a construir nuestra canoa: cómo pensar, cómo sentir, cómo hacer, cómo relacionarnos con el mundo y con los demás. La educación en la escuela nos da las herramientas intelectuales y en casa, adquirimos los valores, las creencias y las lealtades que guiarán nuestro viaje. Estos recursos y aprendizajes forman la base de la canoa que utilizaremos para descender el río en la fase adulta.

Cuando llegamos a la vida adulta y nos lanzamos al río, el objetivo es navegar con fluidez. El río de la vida nos ofrece un curso natural, un flujo de energía y posibilidades. El propósito es ir a favor de corriente, siguiendo la dirección natural de lo que somos, de nuestros dones y talentos. En ese espacio de alineamiento, la vida fluye con facilidad. Las decisiones se toman con claridad, las relaciones se desarrollan con armonía y los proyectos crecen de manera natural. Es como una canoa que se desliza suavemente por el agua, sin esfuerzo, con el mínimo de resistencia, porque estamos alineados con nuestra verdadera esencia.

Sin embargo, en muchas ocasiones, creemos que lo valioso está en el esfuerzo, en la lucha, en el sacrificio. Esta mentalidad, tan arraigada en la cultura occidental, nos lleva a intentar navegar el río de un modo que no está alineado con nuestro ser. A menudo, se nos enseña que el valor de lo que hacemos depende de cuánto sufrimos, de cuánto nos esforzamos, de cuán dolorosa es la experiencia. Esto es especialmente evidente en la educación, donde se valora el esfuerzo por encima de los dones naturales. Un niño que tiene dificultades con las matemáticas y que se esfuerza mucho para sacar un 7 en el examen se considera más valioso que aquel que tiene facilidad para las matemáticas y sin mucho esfuerzo obtiene un 10.

Pero si tú tuvieras una empresa y tuvieras que contratar a un matemático, ¿a quién contratarías? ¿Al que se esfuerza mucho, pero obtiene resultados medios, o al que tiene un don natural para las matemáticas y consigue resultados excepcionales con facilidad? La respuesta se antoja obvia. Lo mismo ocurre en la vida. Si estás alineado con tus dones, los resultados vienen de manera natural, sin necesidad de forzarlos.

Ahora bien, cuando nos enfrentamos a un obstáculo en el río, muchas veces, en lugar de reorientar nuestra canoa a favor de corriente, insistimos en luchar contra el obstáculo, creyendo que el valor está en el esfuerzo. Esto es lo que ocurre cuando nos metemos en lo que llamo la madriguera de la nutria. Al principio, el obstáculo puede parecer pequeño, casi insignificante. Quizá, en lugar de una gran roca en el camino, encontremos unas ramas flotando en el agua que, en un primer momento, nos parecen más fáciles de mover. Pensamos que, si insistimos con suficiente esfuerzo, podremos romperlas y seguir avanzando. Pero lo que no sabemos es que esas ramas no son simples obstáculos. Son la madriguera de una nutria. Y según nos vamos esforzando cada vez más, las ramas se van entrelazando más y más, creando un entramado de resistencia que nos atrapa.

Aquí es donde el problema comienza a crecer. En lugar de identificar estas pequeñas resistencias como señales de que debemos soltar el esfuerzo y reorientarnos, seguimos insistiendo. Nos metemos en la madriguera, una trampa de ramas, troncos y hierbas, creyendo que estamos cerca de algo valioso, cuando en realidad estamos atrapados. El flujo natural de la vida, como el río, se detiene. Y la canoa no puede avanzar. No solo eso, sino que tampoco puede girar hacia los lados para liberarse porque está atrapada en la maleza. Y lo peor es que, al intentar salir de ahí, nos vemos obligados a remar contracorriente.

Este es el costo del esfuerzo mal dirigido: nos atrapa, nos hace gastar energía de manera inútil y nos aleja de lo que realmente importa. Volver a orientarnos hacia el flujo natural de la vida, hacia lo que fluye con facilidad, se convierte en un proceso arduo y difícil. Es un proceso que puede tomar meses, incluso años. Mi experiencia y la de muchos pacientes es que salir de la madriguera de la nutria puede llevar entre seis y dieciocho meses de trabajo consciente y enfocado para poder reorientar la canoa, dejar de remar contracorriente y empezar a navegar de nuevo a favor de ella.

En la vida real esto sucede en numerosos escenarios: en el trabajo, en las relaciones, en los proyectos personales. Al principio, cuando las cosas no fluyen fácilmente, sentimos que con un poco más de esfuerzo todo mejorará. Pero esa insistencia, esa lucha constante, se convierte en el *esfuerzo mal dirigido* que nos atrapa. Quizá te hayas encontrado alguna vez en una relación en la que, a pesar de los conflictos y las resistencias constantes, decidiste seguir esforzándote, creyendo que todo mejoraría. O en un trabajo que te exigía demasiado, pero en el que, en lugar de escuchar las señales de desalineamiento, insististe en quedarte, pensando que con más esfuerzo lograrías mejorar la situación. Lo mismo ocurre en los proyectos que no están alineados con tus dones. Al principio puede parecer que es solo una pequeña dificultad, pero, con el tiempo, te das cuenta de que el esfuerzo constante no solo te desgasta, sino que te aleja del verdadero flujo de la vida.

El aprendizaje de la madriguera de la nutria es claro: el esfuerzo está sobrevalorado. Cuando identificamos resistencias en nuestro camino, es fundamental escuchar las señales que nos da la vida y soltar. Soltar el control, soltar el esfuerzo innecesario para reorientarnos hacia lo que realmente fluye con facilidad. Cuando lo hacemos, regresamos al cauce natural del río, alineados con lo que somos. Allí, la salud florece, los problemas se vuelven más pequeños y se resuelven más rápido, y la vida vuelve a ser una danza armoniosa.

Es hora de recordar que la vida no está en el esfuerzo constante, sino en la capacidad de soltar, de fluir, de seguir el curso natural del río. Cuando nos alineamos con nuestra verdadera esencia, cuando nos permitimos reorientarnos hacia lo que realmente somos, todo en la vida empieza a fluir sin esfuerzo.

La magia de la vida no está en la lucha, sino en la confianza y el alineamiento, en permitirnos ser, en volver al flujo natural del ser.

Cuando persistimos en esfuerzos innecesarios, guiados por la creencia de que el valor solo proviene del sacrificio y la lucha, nos alejamos de nuestra verdadera naturaleza. En lugar de fluir con la vida, nos encontramos atrapados en trampas de resistencia que solo nos desgastan. La lección aquí es clara: la verdadera fuerza no proviene del esfuerzo constante ni de luchar contra lo que es, sino de aprender a soltar, a confiar en el flujo natural del río, a alinearnos con lo que somos de manera genuina. La vida no tiene que ser una lucha constante. La magia está en la rendición consciente, en permitir que las cosas lleguen en su tiempo y con su propio ritmo.

Cuando dejas de nadar a contracorriente, el río comienza a abrirse ante ti, llevándote suavemente hacia tu destino. Y lo que antes parecía difícil, ahora se convierte en un viaje de aprendizaje, crecimiento y expansión. No te olvides de la lección más importante: el río siempre está fluyendo, solo necesitas dejarte llevar.

EJEMPLO 1: UNA PAREJA QUE NO FUNCIONA

Imagina una pareja que, al principio de su relación, comienza a enfrentarse a tensiones y diferencias que se sienten incómodas. Los dos piensan que con esfuerzo y dedicación pueden superar los obstáculos, así que deciden seguir adelante, insistiendo en una relación que no fluye naturalmente. Ambos sienten que algo no está bien, pero la creencia de que «el amor requiere esfuerzo» les empuja a seguir. Pasan los años, se casan y tienen hijos. La dinámica que antes parecía ser solo un inconveniente menor ahora se ha convertido en un problema mayor, porque ya no solo son dos las personas involucradas, sino también unos hijos que dependen de ellos.

Lo que podría haber sido una ruptura limpia, cuando aún estaban sin hijos, ahora se convierte en un desafío mucho más complejo. Deben considerar el bienestar de los hijos, la logística de la separación, las emociones involucradas. La madriguera de la nutria está hecha de estas pequeñas resistencias que se acumulan con el tiempo, y cuando finalmente entienden que es necesario abandonar el esfuerzo y soltar, se dan cuenta de que ya no es tan fácil salir sin que haya consecuencias mayores. En lugar de fluir con la vida y hacer lo que realmente resuene con su ser, insistieron y ahora se enfrentan a la dificultad de deshacer una situación que ya ha echado raíces más profundas.

EJEMPLO 2: LAS DEUDAS ECONÓMICAS

Otro ejemplo claro de caer en la madriguera de la nutria es el caso de las deudas económicas. Imagina a alguien que empieza un negocio con buenas intenciones y con la idea de que, con trabajo duro y esfuerzo, las cosas irán sobre ruedas. Al principio todo parece prometedor, pero pronto empiezan a surgir dificultades: las deudas comienzan a acumularse, los ingresos no son los esperados. Con todo, la persona sigue adelante, convencida de que con más esfuerzo puede salir de la situación. Se endeuda aún más, toma riesgos adicionales, pero continúa creyendo que el sacrificio y la lucha harán que el negocio funcione.

Con el paso del tiempo se da cuenta de que la situación se vuelve más insostenible. A medida que las deudas crecen, las soluciones se hacen más complejas. En lugar de soltar y reevaluar el negocio, y buscar una nueva dirección que esté más alineada con sus capacidades y deseos, insiste en una solución equivocada. El esfuerzo y el sacrificio la han llevado a una madriguera de deudas. Al igual que en el caso de la relación, salir de ahí ahora no es tan fácil. Las deudas se han vuelto más profundas; las opciones de solución, más limitadas, y el esfuerzo solo ha agravado el problema.

En ambos ejemplos, la lección es clara: insistir en algo que no fluye de manera natural, en lugar de reconocer las señales de desalineamiento, puede llevarnos a situaciones más complejas. Las parejas que se empeñan en relaciones que no están destinadas a ser o las personas que se endeudan en busca de un éxito que no llega a menudo se encuentran atrapadas en un ciclo que les exige un esfuerzo mucho mayor para salir de él. La vida nos habla constantemente, y a veces, escuchar sus señales y soltar lo que no está funcionando es el mayor acto de sabiduría.

El río de la vida fluye con facilidad cuando nos alineamos con lo que somos. Cuando dejamos el camino del sacrificio y la lucha, nos damos cuenta de que lo que parecía difícil se convierte en un proceso fácil, incluso cuando los desafíos siguen apareciendo. Pero salir de la madriguera de la nutria, una vez que hemos insistido demasiado en el esfuerzo y el sacrificio, requiere un esfuerzo aún mayor. Es un recordatorio de que la verdadera sabiduría no está en luchar más, sino en fluir con el cauce natural de la vida, confiando en que todo se resolverá en el momento adecuado.

El alineamiento perfecto: vivir desde lo que eres

El concepto de alineamiento perfecto puede sonar abstracto, pero es uno de los principios más poderosos que existen en nuestra vida. Se trata de un estado en el que todo en tu ser —lo que eres, lo que haces, lo que sientes y lo que piensas— está en armonía. Ocurre cuando tu corazón, tu alma y tu mente vibran al unísono, y, como resultado, todo en tu vida fluye con naturalidad. En ese alineamiento, las decisiones surgen con claridad, los esfuerzos no se sienten como cargas y las relaciones, los proyectos y hasta la salud se alinean en su forma más auténtica. Lo más importante de este alineamiento, no obstante, es que no se trata de un estado fijo ni de un objetivo inalcanzable. El alineamiento perfecto es un proceso continuo, una danza entre el ser y el hacer, entre la energía que habita en ti y la acción que tomas en el mundo. Es un proceso dinámico, vivo, que requiere de una atención constante y de una disposición a escuchar las señales internas que te guían.

¿QUÉ SOY? ¿QUÉ HAGO? ¿CON QUIÉN? ¿HACIA DÓNDE VOY?

Estas cuatro preguntas son el eje sobre el que se construye el alineamiento perfecto. El alineamiento no es solo saber lo que haces en tu vida, sino tener claridad sobre quién eres y cómo se conecta lo que haces con lo que eres. Estas preguntas actúan como una brújula interna, te ayudan a recalibrar tu dirección cuando la vida se siente desordenada o fuera de foco.

¿Qué soy?

Esta pregunta aborda la esencia de tu ser. No se trata solo de tu identidad en el contexto social o profesional, sino de la verdad más profunda sobre quién eres en tu alma. ¿Qué resuena contigo a nivel más profundo? ¿Qué emociones, pensamientos, sensaciones y valores definen tu existencia más allá de las etiquetas que otros te asignan?

Al tomar consciencia de lo que eres, puedes empezar a diferenciar lo que te corresponde de lo que no. No eres solo una máquina de hacer, sino un ser único, con talentos, dones y una misión que solo tú puedes cumplir. Al alinearte con tu verdadero ser, entras en un flujo de vida donde el sentido y el propósito son claros. Te conviertes en un imán para lo que está alineado con tu esencia.

¿Qué hago?

Aquí entramos en el plano de la acción. Lo que haces es el reflejo de quién eres, pero también es lo que te permite manifestar tu ser en el mundo, esto es, la expresión de tu alma a través de tu trabajo, tus relaciones y todo lo que creas. El alineamiento perfecto no significa solo tener un trabajo que amas, sino hacer lo que verdaderamente te inspira y te conecta con tu misión.

Es importante que te hagas consciente de si lo que haces está realmente alineado con lo que eres. Si te sientes frustrado o desconectado de tu trabajo, es posible que haya desalineación entre tu ser interior y las acciones que tomas. En estos momentos, la pregunta no es: «¿Cómo hago para cambiar mi trabajo?», sino esta: «¿Estoy haciendo lo que realmente me llama?». Cuando alineas tu hacer con tu ser, las acciones fluyen naturalmente.

¿Con quién?

Las personas que eliges tener cerca juegan un papel fundamental en tu alineamiento. El círculo de personas que te rodea debe reflejar tu vibración interna. Si te rodeas de personas que no están alineadas con tu visión, tu energía se ve afectada. En cambio, cuando compartes tu vida con aquellos que resuenan contigo, tu vida se enriquece.

Lo anterior no es un llamamiento a alejarse de las personas que te desafían o con las que no siempre estés de acuerdo, sino de rodearte de individuos que te apoyen en tu proceso de crecimiento, te inspiren y te reten a ser la mejor versión de ti mismo. A veces las relaciones más complicadas son las que más nos enseñan sobre el alineamiento, pero siempre es fundamental que tengas un círculo cercano que te apoye y esté alineado con tus valores y tu camino.

¿Hacia dónde voy?

Finalmente, el alineamiento perfecto tiene que ver con la dirección en la que vas. Es la consciencia de hacia dónde se dirige tu vida, no solo en términos de metas externas, sino en términos de crecimiento interno. ¿Cuál es tu visión? ¿Qué quieres manifestar en el mundo? ¿Qué es lo que tu alma desea crear y compartir con el mundo?

Cuando estás alineado, cada paso que das se siente como una respuesta a una llamada interna que te guía. No importa cuán incierto sea el camino, si estás alineado con lo que eres, sabes que cada decisión y cada acción te está llevando a donde necesitas estar. El alineamiento perfecto implica confiar en que la vida te está llevando por el camino correcto, incluso cuando no entiendes todos los detalles.

LA MENTE MAESTRA: EL PODER DE LA COMUNIDAD ALINEADA

Un concepto clave en este proceso de alineamiento es el de la mente maestra, un principio que proviene de la idea de que el todo es más grande que la suma de las partes. En este contexto, la mente maestra se refiere a un grupo de personas alineadas, un círculo de individuos cuyo trabajo colectivo se eleva cuando cada miembro está alineado con su verdad interior.

El alineamiento perfecto no sucede únicamente a nivel individual. Cuando nos alineamos con otros que también están alineados con su esencia, creamos una sinergia poderosa. Las decisiones se toman con mayor claridad, la creatividad se eleva y el apoyo mutuo permite que todos avancen con fuerza. La mente maestra es un grupo que, al estar alineado, crea una vibración tan potente que los resultados se multiplican. Y eso, en muchas ocasiones, se convierte en magia.

EL ALINEAMIENTO PERFECTO COMO UN ESTILO DE VIDA

El alineamiento perfecto es un arte, una práctica diaria. No se trata de una meta final, sino de un proceso continuo de descubrir quién eres, qué haces, con quién lo haces y hacia dónde te diriges. Consiste en un compromiso con la autenticidad, con la coherencia entre tus pensamientos, emociones y acciones. Cuando alcanzamos este alineamiento, la vida deja de ser una lucha, fluye sin más, y lo que antes parecía inalcanzable, ahora es posible.

Vivir desde lo que eres no significa ser perfecto. Significa ser fiel a ti mismo, honrar tus dones y seguir el camino que tu alma ha elegido. La magia del alineamiento perfecto es que, al confiar en tu ser y tomar acción desde ese lugar, el universo conspira a tu favor. Y, entonces, todo lo que necesitas ya está en camino.

¿Qué soy? vs. ¿Quién soy? El poder de los dones y la vocación

En el proceso de alcanzar el alineamiento perfecto, es fundamental comprender la diferencia entre dos preguntas esenciales: ¿qué soy? y ¿quién soy?

¿QUÉ SOY?: EL SER INNATO

La pregunta «¿Qué soy?» tiene que ver con aquello que me mueve de forma innata. Hablo de esa energía que fluye de manera natural dentro de mí, aquello con lo que me siento profundamente conectado. Esta es la esencia que se revela sin esfuerzo, lo que me define como ser humano más allá de los roles sociales o las etiquetas que el mundo me impone. Es, por tanto, lo que soy antes de que el mundo me diga lo que debería ser. ¿Qué soy? Soy movimiento, soy música, soy corazón, soy mente, soy creatividad. La respuesta a esta pregunta está en los dones innatos que poseo, en esos talentos naturales que surgen sin esfuerzo, que me conectan con lo que soy verdaderamente.

Pongamos de ejemplo los dones. Hay personas cuya alma se expresa a través del movimiento. El cuerpo es su vehículo para conectarse con el mundo y con ellos mismos. En el momento en que están en acción, ya sea corriendo, bailando o practicando deporte, sienten que están en su elemento. Para ellos, el movimiento es su forma de vivir la experiencia terrenal.

Otros individuos son música. Viven y respiran a través de las notas y la armonía. La música resuena profundamente en su ser, y no solo la disfrutan, sino que tienen un talento natural para crearla, para ejecutarla o incluso para escucharla de manera profunda. En momentos de confusión o dificultad, la música es su refugio, su medio para encontrar equilibrio.

También están los que son corazón, aquellos que sienten la vida profunda y pasionalmente. Se mueven por la emoción, por la conexión humana. Su vida gira en torno a la capacidad de amar, de sentir y de entregar.

Este concepto de «¿Qué soy?» puede parecer sencillo, pero es muy poderoso, puesto que me da sentido, me conecta con el universo de forma innata, me impulsa cada día a vivir con propósito. Lo que somos, como seres humanos, es nuestra vocación natural.

¿QUIÉN SOY?: LA IDENTIDAD HUMANA

La pregunta «¿Quién soy?» tiene una carga significativa porque está directamente relacionada con la identidad que hemos ido construyendo a lo largo de los años, influenciados por las expectativas externas, las normas sociales y las influencias culturales. Esta es la pregunta que normalmente asociamos con los roles que desempeñamos en la vida: soy trabajador, soy hijo, soy madre, soy amigo, soy pareja. En esta mirada, nuestra identidad se entrelaza con lo que hacemos y cómo nos relacionamos con los demás, y cómo nos adaptamos a los diferentes contextos y expectativas que nos rodean. Y en muchos casos, este «quién soy» está condicionado por lo que la sociedad espera de nosotros.

Es aquí donde el ego juega un papel fundamental. Nos acostumbramos a responder a esta pregunta desde la construcción del ego, esa identidad socialmente aceptada que nos permite encajar y pertenecer. Pero ¿realmente esto es lo que somos? ¿Es esta imagen construida por el entorno lo que nos define?

La verdadera pregunta, más allá de las etiquetas y roles que nos asignan o que nosotros mismos asumimos, es la siguiente: «¿Qué soy?». Este cuestionamiento se aleja del ego y nos lleva a una exploración mucho más profunda. Aquí no buscamos las respuestas en los títulos, en los logros o en las expectativas de los demás. Nos adentramos en el territorio de la autenticidad, en lo que realmente nos mueve. Nos planteamos un «¿qué soy?» que nos conecta con nuestros dones, con aquello que vibra profundamente en nosotros, con lo que nos hace sentir vivos, con lo que nos da energía sin esfuerzo.

Preguntarse «¿Qué soy?» nos invita a conectar con nuestra esencia, con esa parte de nosotros que trasciende roles y etiquetas. Cuando nos lo preguntamos llegamos al espacio donde reconocemos lo que nos inspira, lo que nos da paz, lo que nos hace sentir completos, sin la necesidad de justificarlo frente a nadie. Nos aleja del cumplimiento de expectativas y nos acerca a nuestra verdadera vocación, esa que nos hace sentir alineados con nuestra esencia más pura. Esta pregunta, entonces, no busca definirnos por lo que hacemos, sino por lo que somos en su forma más genuina.

Cuando cambiamos «¿Quién soy?» por «¿Qué soy?», comenzamos a reconocer que somos mucho más que nuestros roles y funciones. Nos volvemos conscientes de los dones que portamos dentro, aquellos que, cuando se ponen en acción, nos permiten aportar al mundo lo mejor de nosotros mismos sin necesidad de sacrificar nuestro ser. Es allí, en este «¿qué soy?», donde se encuentra la verdadera libertad, porque dejar de enfocarnos solo en lo que hacemos y empezar a preguntarnos «¿Qué me mueve?» es el primer paso hacia el alineamiento perfecto de nuestra vida. Es una apertura al descubrimiento de nuestro propósito auténtico y, a partir de ahí, a vivir con la vibración natural de lo que somos, sin la presión de ser aquello que no resuena con nuestro corazón.

Virtuosos espiritualmente. El don oculto de la neurodivergencia

Hace un tiempo, en una entrevista con Nuria Valera, especialista en neurodivergencia, hice un descubrimiento que me hizo ver con nuevos ojos mi forma de estar en el mundo.

Empezamos con una pregunta aparentemente sencilla: «¿Cómo es una persona neurotípica? ¿Existe realmente?». La respuesta de Nuria me resonó profundamente: «La pregunta habitual es cómo es una persona con neurodivergencia, y no al revés». Tal vez esa inversión de la pregunta ya era, en sí misma, una señal de mi neurodivergencia.

Se suele considerar neurotípico a quien encaja sin esfuerzo en los estándares sociales y culturales convencionales. Pero ¿qué pasa con quienes no encajamos con tanta facilidad? Nuestra forma de percibir el mundo —sensiblemente distinta, profundamente intensa o simplemente no lineal— puede desbordar los márgenes del molde. No es una enfermedad, tampoco un error. Es otra forma de estar, un don.

La neurodivergencia no es una etiqueta cerrada. Hay tantas formas de vivirla como personas en la Tierra. Si no moldeáramos a los niños desde pequeños para encajar en ciertos patrones, tal vez todos mostraríamos nuestra singularidad de manera más libre. Pero algunos encajamos más fácilmente y otros... simplemente no encajamos. Algunos decidimos salir del sistema. Otros intentamos transformarlo.

He observado que muchas personas neurodivergentes terminan creando espacios nuevos: proyectos, empresas, movimientos..., que no solo les permiten habitar un mundo más amable, sino que también abren caminos para otros. Hay algo en este impulso que conecta con lo divino. Una fuerza mayor. Una necesidad profunda de que todo tenga sentido. Una autoexigencia que, cuando se desborda, puede volverse autocastigo.

A veces ese castigo se disfraza de entrega desmedida. Otras, de incapacidad para recibir. Y en algunos casos buscamos el dolor como una forma extraña de reencontrar la paz. Pero en ese caos también hay belleza porque en muchas ocasiones la neurodivergencia es la manifestación de un don aún no revelado. Podría enumerar muchos: sensibilidad extrema, percepción intuitiva, creatividad fuera de lo común, capacidad de conectar con lo invisible..., pero, en realidad, hay tantos dones como formas de mirar el mundo. Y cada una de esas miradas contiene una chispa de algo mayor.

Al final, el neurotípico perfecto no existe. Y si existiera, probablemente sería un robot.

DIVERGENCIA COGNITIVA, CUANDO LA REALIDAD ATRAVIESA EL CRÁNEO

Cuando hablamos de altas capacidades, muchas veces se confunde con el clásico concepto de superdotación académica, generalmente asociado a un alto coeficiente intelectual. Pero el coeficiente intelectual es solo una pequeña porción del funcionamiento neurológico porque no explica la complejidad ni la profundidad con la que algunas personas reciben, procesan y experimentan la información.

Las altas capacidades no son solo una cuestión de memoria o agilidad matemática. Son una forma de sentir, de ver, de comprender el mundo a través de canales menos habituales. En muchos casos, esa divergencia no se manifiesta en exámenes ni en notas escolares, sino en la intensidad con la que se vive la vida, en la necesidad de ir al fondo, en la obsesión con los detalles invisibles para otros.

En mi caso particular, es como si la realidad no pasara por el filtro del pensamiento racional, sino que me atravesara directamente por la coronilla, descendiendo como un rayo de información pura. No llega a través del análisis, sino como una descarga vertical, directa al centro más profundo del sistema nervioso. Como si el conocimiento me penetrara por el eje cenital del cráneo, instalándose sin previo aviso, sin esfuerzo, sin palabras. Es como si los ojos estuvieran ahí dentro, y no en la cara.

Lo curioso es que muchas veces, cuando recibo una idea o una percepción, lo primero que digo es: «Veo como...», porque no la pienso, la veo. No la razono, la descargo. Aparece en forma de imagen, de estructura, de concepto. Como si una sabiduría más profunda me estuviera dictando, en tiempo real, el mapa de lo que no se ve. A diferencia de mi mujer, que se deleita contemplando un paisaje, yo no experimento placer visual. Mis ojos físicos no son el canal de mi gozo. Mi mirada está puesta en otra parte: en lo invisible, en lo que se siente con el sistema nervioso, con la mente, con el alma.

Recibo la información de golpe, como si pudiera acceder simultáneamente a múltiples dimensiones. A veces siento que estoy decodificando información de siete niveles a la vez. Y esa complejidad, lejos de ser un don relajado, genera una necesidad: ordenar, clasificar, encajar las piezas de un puzle dinámico, tridimensional, multidimensional... que no se detiene nunca.

Esta capacidad lleva a buscar el encaje perfecto no de forma centimetrada, sino milimétrica. Cualquier vacío —por pequeño que sea— genera ruido, duele, incomoda. Tampoco permite descansar en uno mismo. Esa búsqueda de precisión extrema alimenta una autoexigencia constante, una necesidad profunda de comprender cada pieza para poder habitar el conjunto. Sin embargo, cuando por fin todo encaja —cuando cada parte encuentra su lugar y el puzle multidimensional se alinea—, ocurre algo extraordinario. No es solo tranquilidad mental, sino una experiencia espiritual. Una sensación de armonía profunda, de conexión con algo mayor, como si el alma se sintiera en casa por unos instantes. Esa paz no se explica. Se experimenta. Y cuando se experimenta, uno sabe que está alineado con algo sagrado.

Desde ese lugar he escrito este libro. No lo he hecho desde una teoría ni desde una intención didáctica, sino desde una forma concreta y muy personal de percibir la realidad. Cada idea, cada metáfora, cada estructura responde a una necesidad profunda de comprensión y sentido. No he escrito para explicar, sino para alinear, ordenar lo invisible, nombrar lo que tantas veces se siente, pero no se puede decir. Mi mente no funciona en línea recta, sino en capas, en profundidad, en conexiones múltiples que necesitan ser encajadas para poder respirar en paz.

Desde ahí también nació la metodología de diagnóstico basada en el modelo biopsicosocial que aplico en mi trabajo. No surgió como una teoría, sino como una necesidad vital: entender, ordenar, integrar. Mi forma de percibir el mundo me llevó a construir una herramienta práctica que pudiera dar respuesta a la complejidad humana sin dejar cabos sueltos.

Con el tiempo entendí que no era solo una herramienta de ayuda a otros, sino una manera de poner mi forma de ser al servicio, y de transformar mi modo de pensar y sentir en algo útil, concreto, aplicable. No fue un escape del sufrimiento, sino un medio para canalizar mi necesidad de coherencia en una dirección que tuviera impacto. Y en ese proceso descubrí asimismo mi vocación.

No me encuentro solo en esta tarea. He acompañado a personas que viven lo mismo y he visto cómo el día que entendieron que no se trataba de un defecto, sino de una forma distinta de procesar el mundo, se relajaron. Dejaron de pelear con su mente y empezaron a honrar su manera de ver. Entendieron que no eran cerebros rotos, sino almas afinadas a otra frecuencia.

Muchas de estas personas experimentan migrañas, hipersensibilidad sensorial, dolores inexplicables, fatiga, ansiedad, insomnio... Son profundamente receptivas a las emociones de los demás, al ruido, a la luz, a lo sutil. La medicina alopática ha etiquetado a muchas de ellas como PAS —personas altamente sensibles—, pero el término, a pesar de intentar visibilizar, viene cargado de connotaciones que, más que ayudar, limitan. Es un enfoque creado desde la mirada neurotípica que, por bienintencionado que sea, a menudo no hace justicia a la complejidad y profundidad del don que se esconde detrás.

Una grúa de demolición jamás construirá un templo. Por eso la idea germinal desde la que una persona se comprende a sí misma es crucial. Si partimos de una semilla patológica, nunca florecerá una identidad virtuosa. Y estas personas no son fallos del sistema. Son estructuras finamente calibradas para operar en otro contexto, con otra sensibilidad, con otra misión. Imagina que criticáramos a un pez por no saber caminar. Pero no basta con entender que eres un pez: hay que volver al agua. Si un pez insiste en caminar por tierra firme, acabará enfermo. Dolor, migrañas, ansiedad, insomnio, fatiga. Creerá que tiene una enfermedad, pero en realidad lo que tiene es desalineamiento entre su naturaleza y su entorno, entre su don y su contexto.

La clave está en crear espacios —internos y externos— donde estas almas puedan nadar, ya que, cuando lo hacen, no solo sanan: florecen. Y cuando florecen, su luz se transforma.

OTROS DONES INVISIBLES. OJOS EN EL CORAZÓN Y ALMAS EN RED

Existen otras formas de neurodivergencia que también merecen ser nombradas como dones. Pienso en mi socio y amigo Carlos. Él no ve con los ojos. Ve con el corazón. Su percepción no pasa por la mirada física, sino por el sentir profundo. Lo mismo ocurría con Pablo, otro amigo cuya brújula estaba sintonizada con el latido. En personas así, el corazón no es solo un órgano emocional, se convierte en un centro de decisión, un canal de sabiduría.

Vivir desde ahí no es fácil. Pero cuando lo logran, su presencia arrastra. Vibra alto. Atrae. Inspira. Su pasión es contagiosa porque es pura. Su energía emocional crea un campo magnético que transforma a los que les rodean. Todos, en algún momento, hemos deseado ser como ellos: vivir con ese nivel de entrega, de autenticidad, de fuego limpio. Pero también tienen un riesgo: el corazón puede cegarse. Amar sin ver. Decidir sin medir. Sin embargo, cuando las decisiones se toman desde el corazón y no salen como se esperaba, el alma lo acepta, porque la decisión fue coherente con su naturaleza. En cambio, si se decide desde la cabeza, en contra de lo que dicta el corazón, el dolor de lo que no salió bien se multiplica porque se traicionó al órgano madre, a la fuente. Estas personas necesitan coherencia emocional como quien necesita oxígeno. Sin ella, su sistema entra en cortocircuito. Y esa desconexión puede derivar en enfermedades graves, tanto físicas como emocionales. No es debilidad. Es una sensibilidad estructural que requiere cuidado, presencia y fidelidad a su forma de sentir.

Y luego están los que habitan el mundo como una red viva, como mi mujer o como Cristian, otro amigo. Su don es colectivo. No miran desde un yo, sino desde un nosotros. Su consciencia está conectada con el campo grupal. Tienen una capacidad innata para crear vínculos, reunir, relacionarse. Su empatía es magnética. Son los hilos invisibles que tejen la red humana.

Estas personas necesitan estar con otros, compartir, sentirse parte, no porque les falte algo, sino porque su plenitud nace del contacto. Su mente no es una isla: es un nodo que necesita conexión para brillar. Si este don se hipertrofia, pueden perderse de sí mismos por cuidar al otro, olvidarse de su centro por no soltar un vínculo. Pero cuando encuentran el equilibrio, su don es sanador: une, reconcilia, hace hogar.

No es casual que muchos estudios sobre la felicidad concluyan que el principal factor que la determina son las relaciones humanas. Estas personas encarnan esa verdad de forma brillante. Son testimonio viviente de que el vínculo no es solo una necesidad: es un regalo y una fuerza que sostiene, que inspira, que da sentido. Están hechas para conectar, para entrelazar almas, para tejer comunidad. Y cuando viven desde ese lugar, no solo encuentran plenitud, sino que la expanden porque su presencia recuerda a todos que la alegría compartida es doble, y que el amor que se da y se recibe en red... es una forma de medicina.

LOS QUE ENCARNAN EL DON. CUERPOS QUE CANALIZAN LO SAGRADO

Hay personas cuyo don no pasa por la palabra ni por el pensamiento abstracto, sino por el cuerpo. Su forma de conectarse con el alma, con el mundo y con los demás es a través del movimiento. Pero en una sociedad que busca la obediencia, la inmovilidad y la atención lineal, estos niños y adultos suelen ser etiquetados como hiperactivos o diagnosticados con déficit de atención. Como si moverse fuera un error y expresarse con el cuerpo fuera un síntoma que se debería corregir. Pero no lo es. Es un don. Un canal.

Estas personas no pueden —ni deben— estar inmóviles porque su sabiduría nace del movimiento. Su conexión con lo divino ocurre cuando el cuerpo entra en flujo: bailan, corren, saltan, giran..., y en ese vaivén algo se ordena dentro. Es su forma de meditar, de alinearse, de expresar lo que las palabras no alcanzan. Pero cuando se les obliga a permanecer quietos en aulas que no comprenden su ritmo vital, lo que emerge es ansiedad, frustración, tristeza, no porque haya algo mal en ellos, sino porque el entorno les niega su lenguaje natural.

PERFILES SENSORIALES GENUINOS

Existen tantos perfiles sensoriales como formas de mirar el cielo. Algunas personas oyen más, otras sienten más, otras ven más. Y no hablamos de superpoderes ni de disfunciones: hablamos de formas legítimas de habitar el mundo.

Durante demasiado tiempo, la diversidad sensorial ha sido reducida a etiquetas médicas o diagnósticos que parten de un estándar estrecho, el del cerebro neurotípico. Pero la Tierra no fue diseñada por un protocolo. Es un organismo vivo, rico, lleno de matices. Y cada persona nace con un modo único de leer esa sinfonía. Hay quienes sienten el roce de una camiseta como una agresión, quienes oyen el zumbido de una lámpara como si fuera un motor, quienes se abruman en un centro comercial como si cayeran al océano sin aire. No están rotos, solo están afinados en otra frecuencia.

Lo genuino de estos perfiles no es su rareza, sino su profundidad. No es una desconexión: es otra forma de estar profundamente conectados. Algunos pueden ver la vibración de una luz que para otros está quieta, o sentir el pelo cuando se corta como si aún tuviera nervios. Otros pueden entrar en una contemplación tan intensa que el mundo desaparece. No es distracción, sino presencia radical.

Necesitamos empezar a entender que no son ellos los que deben adaptarse a contextos hostiles. Son los contextos los que deben abrirse a formas diversas de percepción.

También hay quienes viven el espacio-tiempo de un modo diferente a la mayoría. No lo piensan, lo sienten. Perciben la duración de un instante como si fuera un paisaje. El mundo no se les presenta como una secuencia, sino como una totalidad que se abre de golpe. Captan el gesto antes de que suceda, el movimiento antes de que empiece. No viven fuera del tiempo, lo que sucede es que su tiempo tiene otra textura. Y cuando esa sensibilidad se acompaña y se entrena, se convierte en una fuerza que asombra.

En el deporte, por ejemplo, esta singularidad puede ser oro. Hay deportistas que, además de un talento físico excepcional, poseen una forma única de experimentar el espacio-tiempo. Ven el pase antes de que ocurra. Intuyen la trayectoria del balón como si el futuro les susurrara al oído. Lo que para la mayoría es una fracción de segundo, para ellos es un lienzo de posibilidades. No es magia ni azar: es percepción afinada al extremo, sensibilidad pura desplegada en un cuerpo que sabe responder con precisión quirúrgica.

Lo mismo sucede con ciertos músicos, que captan matices sonoros que la mayoría ni percibe. O con artistas que sienten el color con una intensidad que no se puede enseñar. No son raros, no son desfasados: son exactos en su diferencia. En su oído cabe un mundo; en su mirada, una galaxia. Y cuando tienen un contexto que no los obliga a silenciarse, entonces crean lo que millones de personas admirarán. Su genialidad, por tanto, no es a pesar de su neurodivergencia, es gracias a ella.

Así que no, no estamos hablando de compensar limitaciones ni de romantizar dificultades. Estamos hablando de reconocer la verdad: muchas de las personas que transforman el mundo lo hacen precisamente desde esa forma genuina de percibir. En definitiva, cuando la sensibilidad encuentra su cauce, se convierte en talento. Y cuando ese talento se respeta, se convierte en genialidad.

A favor de corriente. Abrazando tus dones

A lo largo de nuestra vida, tendemos a concentrarnos en lo que nos falta, en lo que nos cuesta o nos resulta difícil. Cuántas veces nos preguntamos: «¿Qué me falta? ¿Qué herida tengo? ¿Qué traumas o carencias me definen?». Esta mirada constante hacia lo que falta en nosotros, aunque en muchos casos nos lleva a mejorar, también nos mantiene atrapados en una visión incompleta de lo que somos. Es como si viéramos solo una parte de nosotros mismos y olvidáramos que las sombras también existen porque hay luz, que las carencias también son parte de un todo más amplio. Así no únicamente podemos descubrir lo que falta, sino también lo que tenemos, nos define, nos hace brillar, esto es, nuestros dones.

Imagina a un niño que saca un 10 en música, pero un 5 en matemáticas. En un sistema tradicional de educación, el foco normalmente estaría en las matemáticas. Se pondría a este niño un profesor de refuerzo en matemáticas para que «mejore sus debilidades» y pueda «alcanzar a los demás». Pero y si en lugar de eso, ¿el profesor de refuerzo se dedicara a potenciar su talento musical, su don natural? ¿No sería mucho más sabio que el niño se alineara con lo que realmente lo inspira, con lo que le da vida, con aquello en lo que brilla sin esfuerzo? La música lo conecta con su esencia, lo hace vibrar, lo mantiene presente y motivado.

El foco tradicional nos dice que debemos centrar nuestra atención en lo que no se nos da tan bien, pero lo que olvidamos es que, al hacer eso, podríamos estar bloqueando lo que realmente nos hace especiales. Si el niño se concentra en su don musical, sin la presión de mejorar su nota en matemáticas, la repetición y la dedicación a su pasión se convertirán en excelencia. Lo que antes parecía fácil se transforma en algo profundo, poderoso, capaz de producir resultados mucho más grandes de los que jamás habría esperado, sin forzar nada.

Este es el poder de abrazar nuestros dones. Cuando nos alineamos con lo que somos de verdad, cuando nos centramos en lo que nos mueve de manera natural, no necesitamos luchar ni forzar nada. Lo que para otros podría ser esfuerzo, para nosotros es algo natural. Cuando nuestra dedicación nace del amor y la pasión, no solo se convierte en un proceso fluido, sino que se transforma en un acto sagrado. No genera agotamiento ni desgaste, sino que nos nutre, nos fortalece y nos lleva hacia la excelencia de manera tan natural que incluso el resultado final nos sorprende.

Es cierto que todos tenemos carencias. Cada uno de nosotros tiene aspectos que, por naturaleza, no se nos dan tan fácilmente. Pero esas carencias no definen nuestro ser. A veces, las carencias surgen porque tenemos un don que no hemos aprendido a aceptar. Un niño que tiene dificultades para mantenerse quieto puede estar, en realidad, manifestando el don del movimiento, de la acción, de la energía. Un niño que tiene dificultades para concentrarse en tareas académicas puede tener un talento innato para las artes, la creatividad o la expresión emocional. El reto no es centrarse en lo que nos falta, sino comprender que esas carencias a menudo son el reverso de nuestros dones.

Lo que somos no se limita a las habilidades que desarrollamos o a las cosas que hacemos. Somos mucho más que eso. Nuestros dones no son solo talentos aislados, son la forma en que nos conectamos con el mundo, son la energía que nos mueve a vivir, a actuar, a crear. Y cuando nos alineamos con nuestra verdadera esencia, la magia empieza a surgir. En ese alineamiento, el fluir de la vida no solo se vuelve más fácil, sino que se convierte en exponencial. Cuanto más nos alineamos con nuestros dones, más fluimos con la vida, más fluimos con el propósito que nos guía y mejores son los resultados que se dan, sin que tengamos que forzarlos.

Cuando entendemos esto, lo que antes parecía esfuerzo se convierte en pasión, lo que antes se sentía como lucha se transforma en dedicación y lo que antes nos agotaba ahora nos revitaliza. Esto es vivir a favor de corriente, abrazando lo que somos, nuestros dones, y fluyendo con la vida de manera natural.

Para profundizar aún más en cómo nuestros dones nos llevan a fluir en la vida, tomemos un ejemplo muy claro: el dinero. Existen personas que son dinero, que vibran naturalmente con la energía del dinero. Son esos empresarios o inversores, como Warren Buffett, por citar alguno, que desde pequeños se han sentido atraídos por el comercio, las ganancias y todo lo relacionado con el flujo del dinero. Para ellos, el dinero no es solo una cuestión material, sino una extensión de su ser, algo que resuena profundamente con su esencia. La energía del dinero fluye a través de ellos con naturalidad porque su propósito está en esa área. Desde pequeños, han sentido esa conexión.

Pero ¿qué pasa cuando alguien cuya vocación no está en el ámbito financiero se centra en la obtención de dinero? Puedo hablar desde mi propia experiencia. Mi vocación siempre ha estado relacionada con la salud. En mi caso la energía del dinero no vibra en la misma frecuencia que la energía de la salud. Cuando en una época de mi vida me obsesioné por el emprendimiento y el dinero, por encima de mi vocación natural, no solo no conseguí los objetivos, sino que encima perdí la salud.

Es fundamental saber qué somos cada uno de nosotros para tomar las mejores decisiones y no caer en la trampa de las tentaciones. Escoger el camino de nuestro ser es como descubrir la brújula interna que nos guía a donde realmente queremos ir. En este mundo terrenal esa brújula se expresa a través de nuestros dones, esa chispa que nos hace sentir vivos y nos conecta con el propósito de nuestra existencia. No se trata de seguir lo que hacen los demás ni de caer en las expectativas externas, sino de alinearnos con lo que naturalmente nos mueve. Cuando sabemos qué somos, nuestras decisiones vienen con claridad. No hay lucha, no hay prisa. Solo un fluir que nos lleva a lo que es nuestro, sin forzar, sin resistir. Y eso es lo que hace que todo encaje, que lo que hacemos no solo tenga sentido, sino que también nos llene de satisfacción.

Cuando nos conectamos con nuestros dones, las tentaciones del camino dejan de ser tan atractivas porque lo que realmente nos importa ya está en nosotros mismos. En palabras de Sergio Fernández, el autor de *Vivir con abundancia*, «es más fácil emplear la felicidad para conseguir dinero, que emplear el dinero para conseguir felicidad». Esto no es solo una frase inspiradora; es un principio que se basa en la ley de la abundancia, que nos enseña que cuando nos alineamos con lo que realmente somos, cuando vibramos con nuestra verdadera esencia y nos dedicamos a lo que amamos, el flujo de la abundancia sigue de forma natural.

Así es como la vida, cuando se vive a favor de corriente, fluye sin resistencia y los resultados vienen sin tener que forzarlos. Cuando tu energía está alineada con lo que amas, lo que te mueve, entonces el universo responde y todo empieza a fluir en una dirección que parece mucho más fácil, más fluida y mucho más satisfactoria.

Vivir con propósito vs. Vivir por objetivos

Vivimos en una sociedad que ha convertido la productividad en religión. Desde que somos pequeños, nos enseñan a trazar metas, cumplir objetivos, medirnos por resultados. ¿Cuánto has logrado? ¿Qué has conseguido? ¿Qué puedes mostrar? Así, sin apenas darnos cuenta, pasamos a vivir una vida hacia fuera en la que cada paso busca algo externo: un diploma, una casa, un ascenso, un cuerpo, una validación. Pareciera que el sentido de nuestra existencia estuviera en un futuro que siempre se aleja un poco más cada vez que creemos alcanzarlo.

Este enfoque, tan normalizado, nos ha hecho olvidar una cuestión esencial: que estamos aquí para vivir, no para acumular logros. Que estamos aquí para experimentar la plenitud, no para coleccionar trofeos, y lo verdaderamente importante no está al final de la meta, sino en el camino que recorremos para llegar.

Porque cuando centramos nuestra vida solo en objetivos, vivimos permanentemente en deuda con el presente. Siempre falta algo. Siempre estamos en carencia. Siempre nos estamos exigiendo más.

Y esa forma de vivir no es inocua. Tiene consecuencias reales, profundas y muchas veces invisibles. La medicina ya lo sabe: un estado prolongado de estrés, ansiedad, hiperexigencia y desconexión interna —todos ellos derivados de una vida enfocada únicamente en el hacer— se halla en la raíz de muchísimas patologías físicas y mentales. Enfermedades cardiovasculares, hipertensión, cuadros de ansiedad y depresión, trastornos del sueño, agotamiento crónico, crisis vitales que nos vacían por dentro..., todo esto tiene mucho que ver con una vida desalineada, vivida desde la urgencia y no desde el sentido.

Por el contrario, cuando vivimos desde el propósito, algo dentro de nosotros se ordena. El propósito no es una meta, sino un faro. No se trata de algo que se consigue, sino de algo con lo que se vive. Es la razón profunda por la que uno se levanta por la mañana, incluso cuando las cosas no van bien. Es aquello que, cuando lo tocas, cuando lo vives, cuando lo haces, sientes que estás en casa. No estás sobreviviendo, estás viviendo.

Hay estudios que demuestran que las personas que viven con un propósito claro viven más tiempo y con mejor salud. Esto ocurre en las zonas azules del mundo, esos lugares donde la longevidad es extraordinaria y donde la gente no vive más porque se cuida mucho, sino porque vive conectada con lo que da sentido a su vida. En Okinawa, por ejemplo, lo expresan con la palabra *ikigai*, que significa «la razón por la que te levantas cada mañana». Y no tiene nada que ver con logros externos. Tiene que ver con el alma.

Cuando una persona vive con propósito, algo en su cuerpo cambia. Los niveles de cortisol bajan, el sistema inmunológico se fortalece, el sistema nervioso entra en coherencia. Incluso se han documentado casos de individuos con enfermedades graves —incluidos algunos tipos de cáncer— que, al reconectar con su propósito profundo, al darle un sentido a su vida más allá del miedo, han empezado a sanar. Esto no es magia. Es conexión, alineamiento, es el alma que dice: «Ahora sí. Ahora estoy en el lugar que me corresponde».

Lo más paradójico, no obstante, es que cuando dejas de perseguir el éxito y empiezas a vivir desde el propósito, los resultados llegan igual... o incluso son mejores de lo esperado. Pero no llegan desde la lucha, sino desde el amor. No desde el esfuerzo que agota, sino desde la laboriosidad que construye. Tampoco desde la ansiedad, sino desde la presencia. El propósito tiene una cualidad cuántica: te conecta con una dimensión donde los procesos no son lineales, lo que parecía imposible se vuelve natural, donde lo que antes era lucha ahora es fluidez.

Con todo, esto no significa que no haya trabajo o desafíos. Pero todo cambia cuando lo haces desde un lugar de sentido. Cuando sabes por qué lo haces. Cuando sabes quién eres mientras lo haces.

Entonces cada pequeño paso deja de ser una carga y se convierte en una celebración. Entonces ya no necesitas que el mundo te reconozca, tú te reconoces. Ya sabes que estás en el camino, que no necesitas llegar, puesto que ya estás llegando.

Por eso este capítulo no va de cambiar tus metas, sino de preguntarte: «¿Desde dónde las estoy persiguiendo? ¿Desde el miedo o desde el amor? ¿Desde la carencia o desde la abundancia? ¿Desde la presión o desde la inspiración? ¿Estoy viviendo por objetivos? ¿O estoy viviendo con propósito?».

A continuación, comparto una tabla que enumera los caminos que nacen de una vida centrada en el propósito frente a una vida enfocada únicamente en los objetivos:

Centrado en propósito	Centrado en objetivos
Búsqueda de plenitud	Búsqueda de éxito
Lo importante es el proceso	Lo importante son los resultados
Vivir en el presente	Vivir en el futuro
Expectación	Expectativas
Confiar	Luchar
Laboriosidad y paciencia	Esfuerzo y prisa
Vocación/ilusión	Miedo/ansiedad

BÚSQUEDA DE PLENITUD VS. BÚSQUEDA DE ÉXITO

Durante años, se nos ha enseñado que la vida se trata de lograr, de conquistar metas, de demostrar. Y así muchos hemos crecido creyendo que el éxito es el objetivo final. O sea, cuanto más reconocimiento, méritos, títulos, aplausos, likes..., más valemos. El éxito se convierte, entonces, en un traje que buscamos vestir para sentir que estamos completos. Pero ¿y si ese traje no nos pertenece? ¿Y si nos queda apretado por dentro, aunque se vea perfecto por fuera?

La búsqueda de éxito es muchas veces una búsqueda externa. Nace de una pregunta mal dirigida: «¿Qué tengo que hacer para ser alguien?». Y en esa pregunta se esconde el miedo de fondo: el miedo a no ser suficiente tal como soy y a no valer si no logro. Y cuando esa es la base, todo lo que conseguimos es frágil porque depende de lo de fuera, de la validación, de la mirada ajena. Además, como el éxito en este mundo es efímero y siempre desplazable —hoy eres, mañana ya no—, vivir en esa búsqueda nos deja siempre en deuda con nosotros mismos. Nunca es suficiente. Nunca termina.

En cambio, la búsqueda de plenitud es otra cosa. No depende de lo que logras, sino de cómo lo vives. No se trata de cuánto consigues, sino de cuánto sentido tiene lo que haces. Es cuando miras tu vida y, más allá de los resultados, puedes decir: «Estoy donde quiero estar. Estoy siendo quien vine a ser». La plenitud no es un estado estático ni perfecto. Es una sensación interior de coherencia, de conexión, de autenticidad. Es cuando lo que piensas, lo que sientes, lo que haces y lo que eres están alineados.

La diferencia entre ambas búsquedas se parece a la diferencia entre llenar un recipiente con agua de fuera o dejar que brote un manantial desde dentro. En la primera, necesitas salir a buscar una y otra vez, y siempre corres el riesgo de que se agote. En la segunda, hay una fuente que no se seca porque nace desde el alma.

Pensemos en un artista que pinta por reconocimiento. Quizá logre fama, éxito, dinero. Pero si cada trazo está condicionado por lo que los demás esperan, si cada obra está calculada para gustar, llegará un momento en que se sentirá vacío porque su arte ya no le pertenece. En cambio, otro artista que pinta desde lo que necesita expresar, que pinta porque su alma se lo pide, quizá no sea famoso, pero está en paz. Está pleno. Porque su pintura no es una estrategia, sino una verdad.

Buscar el éxito no es un error, pero cuando esa es la única medida de valor, nos perdemos. Hay éxitos que se alcanzan perdiéndose a uno mismo en el camino. La plenitud, en cambio, siempre suma. Nunca te resta. Porque es la expansión de lo que ya eres, no una huida de lo que no quieres ser.

Por eso este punto es crucial. No se trata de elegir entre éxito o fracaso. Se trata de elegir entre vacío o sentido, entre exigencia o coherencia, entre vivir para la foto o vivir para el alma.

La plenitud no siempre es visible. Pero siempre es real. Y cuando la experimentas, aunque el mundo no te aplauda, tú sabes que estás donde debes estar.

El éxito no depende de ti, la plenitud sí.

EL PROCESO VS. LOS RESULTADOS: DÓNDE PONEMOS EL ALMA

Vivir centrado en los resultados es como caminar por una cuerda floja con la mirada fija en la meta. Cada paso se vuelve una exigencia; cada día, una carrera; cada acción, una inversión que solo tiene sentido si genera un retorno. En ese enfoque, lo que no rinde no vale. Lo que no da frutos inmediatos se descarta. Y así, sin darnos cuenta, convertimos la vida en una sucesión de metas que nunca sacian del todo porque cuando el resultado es lo único que importa, lo conseguido se celebra poco... y lo no conseguido se vive como un fracaso.

En cambio, cuando el centro es el proceso, todo cambia. Ya no se trata solo de llegar, sino de cómo llegamos. De lo que descubrimos, aprendemos y sentimos en el camino. Es como el artesano que trabaja la madera sin pensar en cuántas piezas venderá, sino en el aroma de la madera recién tallada, en la forma que va tomando, en el diálogo entre sus manos y la materia. Cuando importa el proceso, lo que importa es la conexión con lo que se hace: la presencia, la intención, el amor puesto en cada gesto.

El resultado puede ser una zanahoria útil, pero no puede ser el sentido. Porque a veces, incluso haciendo todo *bien*, los resultados no llegan como esperábamos. Y si solo vivimos por ellos, la frustración, la ansiedad o la desvalorización se apoderan de nosotros. Pero si el sentido está en el proceso, cada paso tiene valor por sí mismo. Incluso si no llegamos a la meta planeada, habremos vivido de verdad.

Hay una paradoja hermosa en todo esto: quienes se obsesionan con los resultados suelen perder el gozo del camino. Pero quienes honran el camino suelen llegar más lejos. Y si no llegan, al menos viven en plenitud.

Vivir desde el proceso no significa no tener dirección ni metas. Quiere decir que el alma no está hipotecada al logro. Que lo sagrado está en el cómo, no solo en el qué. Y cuando el proceso se honra, los resultados se vuelven consecuencia, no obsesión.

VIVIR EN EL PRESENTE VS. VIVIR EN EL FUTURO: EL TIEMPO REAL DEL PROPÓSITO

Una vida centrada en el propósito tiene una cualidad muy concreta: sucede en el presente. No se trata de un eslogan motivacional, sino de una verdad encarnada. El presente es el único lugar donde puede desplegarse el alma y se manifiesta la vida auténtica. Vivir centrado en el propósito es habitar cada instante con sentido, incluso cuando no hay certeza. Es saber que lo importante está ocurriendo ahora, no más adelante. Es confiar en que este paso —el que estás dando en este momento— tiene valor en sí mismo, aunque todavía no veas el mapa completo.

En cambio, cuando vivimos desde los objetivos, nuestra mente se instala en el futuro. El foco está siempre en lo que falta, en lo que no se ha conseguido todavía. La vida se convierte en un permanente *todavía no*. «Todavía no llegué». «Todavía no cumplí». «Todavía no logré». Y el presente se transforma en un medio para un fin. Un campo de batalla donde solo importa avanzar, alcanzar, acumular. Lo real se pospone; lo valioso se condiciona.

Este tipo de vida produce ansiedad, impaciencia, una sensación de carencia constante. Porque el objetivo está siempre más allá y, por más que avancemos, el horizonte se sigue alejando. Vivimos como si corriéramos detrás de un tren que nunca va a detenerse.

Vivir en el presente, en cambio, es confiar en que cada paso tiene sentido, aunque no lleguemos a ningún lugar aún. Es cultivar la expectación (como veremos luego), no desde la presión, sino desde la apertura. Implica disfrutar del trayecto, del proceso, de los pequeños milagros que solo se revelan cuando estamos aquí, presentes.

En el modelo centrado en el propósito, el tiempo es circular, orgánico, vivencial. En el modelo centrado en los objetivos, el tiempo es lineal, acelerado, instrumental. Por eso no es casual que muchas de las patologías contemporáneas —la ansiedad, el insomnio, el estrés crónico, el *burnout*— sean fruto de una mente que no puede parar, que no puede estar, que ha sido entrenada para vivir en un futuro constante.

El presente, cuando se habita con consciencia, se convierte en medicina. No es pasividad ni conformismo. Es la raíz desde la cual nace toda acción que transforma de verdad porque solo lo que se hace desde el ahora tiene alma. Cuando aprendes a vivir así, la paradoja se revela: los resultados llegan —si acaso— sin lucha, como frutos maduros de un árbol que no se apuró en crecer, sino que simplemente supo estar donde tenía que estar.

EXPECTACIÓN VS. EXPECTATIVAS: EL PODER DE LA APERTURA FRENTE A LA PRESIÓN DEL RESULTADO

La diferencia entre vivir con expectación y vivir con expectativas puede parecer sutil, pero marca una distinción profunda en la forma en que nos relacionamos con el futuro y en la experiencia misma de nuestra vida. Vivir centrado en el propósito es vivir con expectación, una actitud de apertura y curiosidad ante lo que está por venir, sin que eso dependa de que las cosas sean como esperamos. Es vivir con la certeza de que cada momento es una oportunidad de descubrimiento, un paso hacia algo que no sabemos completamente, pero que se va revelando conforme avanzamos.

La expectación no es lo mismo que la esperanza ciega. La expectación es activa, pero serena; es una actitud de confianza que se coloca en el presente, sabiendo que lo que está por venir será perfecto, independientemente de si encaja con lo que imaginamos. Es como cuando estamos a punto de asistir a una obra de teatro o a un concierto, y aunque no sabemos exactamente qué sucederá, nos mantenemos expectantes, listos para disfrutar de la experiencia, con la mente abierta a cualquier giro o sorpresa.

Por otro lado, vivir centrado en los objetivos está vinculado a las expectativas, que asemejan una proyección rígida de lo que creemos que debe suceder. Las expectativas son inflexibles, son la imagen del futuro que hemos creado en nuestra mente y que esperamos ver materializada sin importar las circunstancias. Vivir con expectativas nos coloca en una lucha constante, ya que el futuro se convierte en un espacio donde solo cabe lo que nosotros creemos que debe ocurrir, dejando fuera cualquier posibilidad diferente. Nos aferramos a un resultado predeterminado, y eso nos impide ver la riqueza de las experiencias que realmente nos pueden transformar.

Las expectativas nos generan una presión innecesaria. Vivir esperando que todo se dé como planeamos o, peor aún, como creemos que *debe* ser, nos pone en una posición de juicio constante, de insatisfacción. Si las cosas no salen como queríamos, sentimos frustración, impotencia o incluso culpa. Las expectativas son, por tanto, una trampa para el alma. Nos hacen creer que, si no logramos un objetivo de la manera que hemos determinado, hemos fracasado.

En cambio, la expectación nos libera de la necesidad de control. Nos permite aceptar el proceso tal cual es, con sus altibajos, sin forzar un resultado. Cuando vivimos con expectación, los resultados —si llegan— lo hacen de manera natural, sin presión. La vida se convierte en una danza fluida en la que confiamos en cada paso, sin obsesionarnos con el destino final.

Imagina que decides empezar un proyecto personal que siempre has querido hacer, como escribir un libro o lanzar un negocio. Si te sumerges en el proceso con expectación, vives el viaje. Te emocionas por las pequeñas victorias, disfrutas del aprendizaje, te permites equivocarte y saboreas cada paso del camino. Te das cuenta de que el resultado final es solo la culminación de una serie de momentos de crecimiento y que el valor está en lo que vives mientras lo haces.

Sin embargo, si te sumerges con expectativas, pones todo tu foco en el resultado final. Te estresas por cada error, te frustras si las cosas no avanzan como esperabas y dejas que la ansiedad se apodere de tu proceso. Los altibajos te desmotivan porque tu mente está demasiado ocupada proyectando el resultado en lugar de saborear el viaje. Al final, cuando logras lo que te propusiste (si logras llegar ahí), la satisfacción es mucho menor porque lo que realmente buscabas no era el proceso, sino la validación de tus expectativas. Si no llegas al final como pensaste, sientes que el esfuerzo no valió la pena, sin entender que, en el camino, lo que te transforma es el proceso mismo.

La diferencia entre vivir con expectación y vivir con expectativas es la diferencia entre caminar hacia el futuro con ligereza o arrastrarnos con peso. Las expectativas limitan el horizonte, mientras que la expectación lo expande y abre espacio para lo inesperado, lo mágico y lo genuinamente transformador.

CONFIAR VS. LUCHAR: EL PODER DE LA ENTREGA FRENTE A LA RESISTENCIA

Cuando vivimos centrados en el propósito, vivimos en confianza. Confiar es lo que nos permite soltar el control y fluir con la vida tal como se presenta. Recuerda el río de la metáfora de la madriguera de la nutria. En lugar de apegarnos a la idea preconcebida y luchar contra las resistencias, confiamos en que la corriente nos llevará donde necesitamos estar, incluso cuando el camino parece incierto o desafiante. Es confiar en el proceso, en que, aunque no podamos ver el futuro, sabemos que cada paso tiene un sentido, incluso cuando los resultados no son inmediatos o no están en línea con lo que habíamos planeado.

Confiar no significa no hacer nada, ni tampoco esperar pasivamente a que todo se resuelva por sí solo. Confiar es tomar acción, pero con una disposición interna de fluir con la vida, de aceptar lo que nos llega y dejar que todo se desenvuelva sin luchar contra lo que es.

Por otro lado, vivir centrado en los objetivos nos lleva a luchar. La lucha puede ser útil en situaciones extremas, donde la supervivencia está en juego, o cuando nos enfrentamos a obstáculos temporales que requieren de una dosis de esfuerzo extra. Sin embargo, el problema radica cuando la lucha se convierte en un patrón crónico, un modo constante de funcionamiento en nuestra vida. Cuando luchamos continuamente, sin descanso, nos resistimos al flujo natural de la vida. Comenzamos a ver todo como un obstáculo que superar, y cada tarea como una batalla que debemos ganar. La lucha, en este contexto, se convierte en agotadora, vacía y, en muchos casos, perjudicial.

La lucha sostenida, a lo largo del tiempo, nos desgasta. En la fase inicial, cuando hay una necesidad de supervivencia o de una acción rápida, tiene sentido, pero cuando se mantiene esa energía de modo constante, el resultado es fatiga, ansiedad y, eventualmente, enfermedad. La lucha continua genera un estado de tensión interna que interrumpe la vitalidad, la claridad mental y la conexión con lo que realmente importa.

En el fondo, cuando nos centramos en exclusiva en los objetivos, estamos más enfocados en los resultados que en el proceso. Nos olvidamos de que el camino tiene tanto valor como el destino.

Nos obsesionamos con la meta, con llegar rápido, y perdemos la conexión con el flujo natural de las cosas. Lo que podría haber sido un viaje con propósito se convierte en una carrera en la que, en lugar de confiar y aprender, nos agotamos. La lucha se vuelve crónica, como un mal hábito que nos va robando el gozo de vivir.

LABORIOSIDAD Y PACIENCIA VS. ESFUERZO Y PRISA: EL RITMO NATURAL FRENTE A LA LUCHA CONSTANTE CONTRA EL TIEMPO

Cuando vivimos centrados en el propósito, nos alineamos con la laboriosidad y la paciencia. La laboriosidad es el trabajo constante y dedicado, pero realizado desde una profunda conexión con lo que hacemos, con un flujo natural que no intenta acelerar las cosas ni forzar los resultados. En realidad, es la diferencia entre trabajar por el simple hecho de hacerlo y trabajar con presencia, amor y dedicación. Se trata del proceso que se disfruta, sin necesidad de apresurarse. En la laboriosidad, los resultados nacen de la dedicación constante, de la repetición sagrada, del tiempo necesario para que las cosas florezcan.

La paciencia, por su parte, es el reconocimiento de que todo tiene su tiempo. En lugar de apresurarnos a llegar al final, entendemos que cada etapa del proceso tiene un valor intrínseco. Igual que el agricultor que siembra una semilla no puede acelerar el tiempo de crecimiento, pero sabe que, con el cuidado adecuado, el fruto llegará cuando tenga que llegar. Lo mismo ocurre con nosotros. Cuando estamos alineados con el propósito, entendemos que cada paso es importante. No necesitamos correr, ni forzar. La paciencia se convierte en la base sobre la que construimos nuestra laboriosidad.

En cambio, vivir centrado en los objetivos genera esfuerzo y prisa. El esfuerzo, en este contexto, es una estrategia de lucha contra el tiempo, de intentar acortar los tiempos en los que los procesos se dan naturalmente. El esfuerzo nos lleva a querer avanzar más rápido, a no esperar lo que debería llegar en su debido momento, a no honrar los ritmos naturales. Es la creencia de que, si trabajamos con más intensidad, los resultados llegarán antes. Pero, como ocurre con el esfuerzo físico constante, esto no solo no acelera el proceso, sino que lo destruye.

El esfuerzo está implícitamente asociado con la prisa, con la ansiedad de llegar antes de tiempo, con la negación de los tiempos fisiológicos y naturales. Cuando intentamos avanzar a toda costa, nos desconectamos de lo que realmente importa: el proceso. Nos obsesionamos con el resultado y nos olvidamos de que la verdadera riqueza está en el camino, en lo que aprendemos y lo que crecemos mientras avanzamos. Al igual que en la inflamación, aplicar esfuerzo puede tener sentido en situaciones agudas o de emergencia, pero cuando lo mantenemos constantemente, como una estrategia para acortar los tiempos, lo que conseguimos es desgaste, agotamiento y, a largo plazo, enfermedad.

El problema del esfuerzo constante radica en que nos enfrentamos a los ritmos naturales de la vida y de la naturaleza como si fueran un enemigo al que hay que vencer, como si el tiempo fuera nuestro enemigo y tuviéramos que batallar contra él. Pero el tiempo, al igual que los procesos naturales de la vida, no puede ser apresurado. Los resultados no se logran más rápido por el simple hecho de querer apurarlos. Si luchamos contra el ritmo fisiológico, si nos obsesionamos con la prisa, el desgaste es inevitable.

Por eso, laboriosidad y paciencia son la clave para avanzar sin agotamiento, sin ansiedad, sin prisa. Son la energía que nos permite seguir avanzando con dedicación y amor, sin esperar nada a cambio, pero sabiendo que el proceso es lo que importa. Cuando vivimos desde el propósito, entendemos que lo que tenemos es lo que necesitamos en este momento, y que la prisa solo nos aleja de lo que realmente importa: la calidad del camino, no la velocidad con la que lo recorremos.

VOCACIÓN/ILUSIÓN VS. MIEDO/ANSIEDAD: LA FUERZA INTERIOR QUE GUÍA VS. LA PRESIÓN QUE PARALIZA

Cuando vivimos centrados en el propósito, la vida se mueve desde la vocación y la ilusión. La vocación es ese llamado interno, esa fuerza que nos empuja a hacer lo que amamos, aquello que resuena profundamente con nuestro ser. Se experimenta una energía que nace del corazón, de lo que realmente nos mueve, nos apasiona y nos conecta con algo más grande que nosotros mismos. La vocación no necesita ser forzada, porque, cuando estamos alineados con ella, todo fluye de forma natural. El trabajo deja de ser una carga y se convierte en una expresión de quiénes somos, en un vehículo para manifestar nuestra esencia en el mundo. Es la pasión que transforma lo ordinario en extraordinario.

La ilusión, por su parte, es el entusiasmo que acompaña a la vocación, el brillo en los ojos cuando emprendemos una aventura que sentimos que nos pertenece y da sentido a nuestra vida. La ilusión es lo que nos mantiene en marcha cuando las circunstancias se vuelven difíciles porque sabemos que lo que estamos haciendo es auténtico, es nuestro, y no hay mayor fuente de motivación que esa conexión profunda con nuestro propósito. La ilusión es la energía que mantiene la chispa viva, que nos permite continuar a pesar de los obstáculos, puesto que tenemos claro que lo que estamos creando tiene un propósito más grande que nosotros.

En contraste, vivir centrado en los objetivos genera miedo y ansiedad. Cuando estamos enfocados solo en los resultados, el proceso pierde significado y nos vemos arrastrados por una presión constante. El miedo surge porque los objetivos no siempre dependen de nosotros, y cuando nos centramos únicamente en alcanzarlos, nos enfrentamos a la incertidumbre de no saber si los conseguiremos. El miedo al fracaso, a no estar a la altura, a no cumplir las expectativas que nos imponemos a nosotros mismos o que los demás han depositado en nosotros, este miedo, lejos de impulsarnos, nos paraliza, nos desconecta de lo que realmente somos y nos hace vivir en un estado de ansiedad constante.

La ansiedad surge cuando vivimos en alerta constante esperando que algo ocurra, preocupados por el futuro, sin poder disfrutar del presente. Nos enfocamos en lo que podría salir mal, en lo que aún no ha sucedido, y eso nos mantiene atrapados en un círculo de preocupación. En lugar de estar tranquilos y confiados en que estamos en el camino adecuado, nos sentimos inseguros y desbordados. La ansiedad no solo afecta a nuestra mente, sino que también se manifiesta en el cuerpo, generando tensión, incomodidad y agotamiento.

El miedo y la ansiedad nacen de la desconexión con nuestro propósito. Cuando nos movemos solo por objetivos, lo que importa es el futuro, el resultado, lo que conseguimos. Esto nos priva del deleite del proceso, de la experiencia del camino. Nos arrastramos por la vida sin poder disfrutar de lo que realmente estamos viviendo, siempre corriendo hacia un futuro incierto. Y, al final, cuando llegamos a los objetivos, descubrimos que lo que pensábamos que nos daría satisfacción no llena el vacío porque nunca nos detuvimos a apreciar lo que ya teníamos, lo que ya estábamos creando.

Vocación e ilusión, en cambio, nos invitan a vivir con los ojos bien abiertos al presente. No estamos en una carrera hacia el futuro, sino que estamos viviendo plenamente el momento, sabiendo que los resultados seguirán de modo natural si estamos alineados con lo que realmente somos. La vocación nos da dirección, pero no nos pone una meta rígida. Nos permite gozar del proceso, porque el objetivo ya está implícito en lo que hacemos. El miedo se disipa porque sabemos que, mientras sigamos a nuestro corazón, estamos en el camino correcto. La ansiedad se disuelve porque comprendemos que el verdadero éxito no está en la meta, sino en el viaje.

Verde-amarillo-rojo: una brújula para materializar el alineamiento

A lo largo de este libro hemos hablado del alineamiento como una forma de vivir en coherencia con lo que somos, con nuestros dones, nuestro propósito y nuestra verdad más profunda. Pero ese alineamiento, por más filosófico o elevado que parezca, necesita encarnarse, o sea, bajar al cuerpo, al día a día, a las decisiones concretas que tomamos cuando algo no va bien. De lo contrario, todo se queda en una idea bonita, en una aspiración etérea que no transforma la experiencia real de vivir.

Es aquí donde nace el concepto del semáforo interior: una herramienta sencilla en apariencia, pero profunda en su aplicación. Una manera de darle forma práctica a la toma de decisiones, a la gestión de conflictos, a la respuesta frente al dolor o la incomodidad, sin caer en la evasión ni en la lucha ciega. Porque la vida no es solo verde ni solo rojo. Y es precisamente en el amarillo, en ese territorio intermedio, donde más nos jugamos la salud, la paz y el sentido.

La vida saludable —emocional, mental, física y espiritual— debería ser predominantemente verde. Verde como el fluir natural de un río cuando no hay obstáculos. Verde como el movimiento sin fricción de quien está donde debe estar, haciendo lo que debe hacer, desde lo que es. No estamos hablando de una utopía sin conflictos. Hablamos de un estado de base: una normalidad serena donde lo que ocurre se puede vivir sin desgaste y lo cotidiano no drena la energía vital, sino que la regenera.

Pero en la vida, inevitablemente, aparecen tensiones, momentos de fricción, de conflicto, de incomodidad. Y ahí es donde entra el amarillo, que es una señal. Cual alerta temprana, nos avisa de que algo está dejando de estar en su sitio, de que una situación se está desviando de nuestro centro, de que estamos tolerando lo que no deberíamos o callando lo que necesita ser dicho. Y aquí está la clave: lo importante no es evitar el amarillo, sino no vivir instalados en él.

La mayor parte de las personas que enferman —emocional, física o espiritualmente— lo hacen por un amarillo crónico, sostenido en el tiempo. Han normalizado un nivel de incomodidad, de insatisfacción, de tensión de bajo grado, que se arrastra durante meses o incluso años. Relación tras relación, trabajo tras trabajo, día tras día, sin que nada estalle..., pero sin que nada se resuelva.

El cuerpo humano nos ofrece una analogía perfecta: la inflamación aguda —el rojo— es necesaria. Es una respuesta natural, específica, proporcional y a tiempo frente a una lesión, una infección, un desequilibrio. Una fiebre alta, una hinchazón, una diarrea son formas del cuerpo de decir: «Aquí está ocurriendo algo, y voy a actuar intensamente para resolverlo». Pero cuando esa inflamación se vuelve crónica, de bajo grado, imperceptible en el día a día pero constante, empieza a desgastar, a agotar, a enfermar.

Lo mismo ocurre, pues, con la vida emocional, la vida relacional, la vida laboral, incluso con la espiritual. Lo que no atendemos, lo que postergamos, lo que evitamos por no generar conflicto se vuelve amarillo. Y si no se actúa —si no nos ponemos rojos de forma puntual, intensa, pero proporcionada y desde el corazón—, ese amarillo se instala. Y vivir en amarillo cansa. Agota. Drena. Enferma.

Por eso, este capítulo no es una invitación a vivir en rojo permanente —como quien hace del conflicto su estilo de vida—, sino a escuchar el semáforo interior y saber actuar cuando hace falta. Debemos ser capaces de poner límites, de tomar decisiones, de expresar lo que sentimos, de cambiar de rumbo... cuando el alma lo pide. No por impulso o por rabia, sin dirección, sino desde la escucha profunda y el coraje sereno, puesto que, si el alineamiento no se materializa en decisiones concretas, no existe. Y el semáforo interior es, quizá, la brújula más clara que tenemos para saber cuándo y cómo actuar.

Por eso, aprender a vivir alineados también implica escuchar los cambios de color en nuestra vida cotidiana. No como quien se angustia ante cada señal, sino como quien ha desarrollado un radar fino, una sensibilidad auténtica para saber cuándo es el momento de actuar. Resumiendo, hay un momento para estar en paz... y hay un momento para moverse. Un momento para fluir... y un momento para poner límites.

Ahí es donde entra la clave de este capítulo: actuar de manera específica, proporcional y a tiempo. Esta fórmula puede parecer técnica, pero es profundamente humana. Es lo que nos permite resolver los conflictos antes de que se cronifiquen. Es lo que nos permite vivir en salud, no solo física, sino también a nivel emocional. Es lo que evita que lo que hoy es una incomodidad menor se convierta mañana en una crisis mayor.

Ser específico es saber de qué trata realmente el conflicto: ¿es una necesidad no expresada?, ¿una emoción contenida?, ¿una incoherencia que vengo sosteniendo demasiado tiempo? Ser proporcional es tener el valor de poner sobre la mesa lo que toca, sin dramatismos ni evasiones. No se trata de explotar, sino de permitir que lo que sentimos salga con fuerza, sí, pero con dirección. Y hacerlo a tiempo es no esperar a que sea demasiado tarde. No dejar que la tensión se acumule durante semanas, meses o años. Cuando evitamos el rojo hoy, solo estamos aplazando una tormenta mayor mañana.

Pongamos un ejemplo concreto: imagina una relación de pareja donde uno de los dos siente que sus necesidades emocionales no están siendo escuchadas, que hay una falta de presencia, de atención, de cuidado. Al principio, eso genera una leve incomodidad, un pequeño *amarillo* interno, pero por no parecer exagerado, por no querer *molestar*, por miedo al conflicto, esa persona no dice nada. Pasa el tiempo y esa sensación no desaparece. El cuerpo empieza a tensarse, el sueño se altera, la alegría se reduce. El amarillo se instala. Hasta que un día, algo pequeño —una frase mal dicha, un gesto de indiferencia— lo activa todo y hace que explote. Se enfada con fuerza. Dice cosas que tenía guardadas desde hace meses. Y quizá, ese día, la relación se rompe..., no por lo que pasó en ese momento, sino por todo lo que no se dijo a tiempo.

Y aquí está el punto crucial: si esa persona hubiera expresado lo que sentía semanas antes, con claridad, con amor, pero también con firmeza, quizá la relación no se habría roto. Puede que sí, pero se habría roto desde un lugar sano, desde una decisión tomada con el alma abierta, desde la verdad del corazón y no desde el agotamiento acumulado. Ponerse rojo —con respeto, pero con intensidad— no siempre significa salvar lo que hay, pero sí significa salvarnos a nosotros mismos. Es elegirse y decirle a la vida: «Esto sí, esto no». Es cuidar el verde.

Y si algo tiene que romperse, que se rompa. Pero que lo haga desde una decisión fiel a lo que sentimos, no desde una explosión causada por meses —o años— de silencio acumulado. Cuando nos callamos demasiado tiempo, cuando el amarillo se sostiene, llega el día en que reaccionamos tarde y mal. Reaccionamos desproporcionadamente. Herimos. Rompemos todo. Y entonces la culpa, el daño, la devastación... ya no vienen por lo que hicimos, sino por cómo y cuándo lo hicimos.

Las heridas más difíciles de sanar no son las que nacen del dolor honesto, sino las que surgen de habernos traicionado a nosotros mismos durante demasiado tiempo. Por eso, tomar decisiones —aunque duelan— es a menudo la verdadera medicina. Y no es casual que ese mismo principio haya inspirado el título de mi primer libro: *Si no quieres tomar pastillas, toma decisiones*. Porque hay decisiones que, cuando no se toman a tiempo, se convierten en síntomas. En bloqueos. En enfermedades. Decidir, cuando se hace desde el alma, es a menudo el primer acto de sanación. Lo contrario, o sea, no decidir, es, muchas veces, lo que más nos enferma, nos atrapa y nos seca por dentro.

Lo mismo ocurre con un proyecto laboral, una amistad, una decisión familiar. Evitamos el rojo por miedo a perder, pero olvidamos que no reaccionar también es una decisión. Y muchas veces, esa pasividad nos lleva directo a la pérdida más dolorosa: la de nosotros mismos. Así que sí: a veces gritar es sanador, del mismo modo que llorar es lo más valiente que podemos hacer en determinadas circunstancias. En ocasiones cerrar una etapa, decir adiós, poner un límite, incluso con dolor, es el acto más amoroso que podemos ofrecerle a nuestra vida. No porque lo hagamos desde el ego, desde el impulso o la rabia ciega, sino porque lo hacemos desde el corazón. Estamos cuidando el verde, y si para cuidarlo necesitamos un rojo, será un rojo bienvenido. Un rojo con alma, o que no destruye, sino que resuelve.

EL VERDE: EL ESTADO NATURAL DE LA VIDA

El verde representa la salud, el equilibrio, la fluidez. Es el color de la vida cuando está en armonía, cuando no hay fricción entre lo que somos y lo que hacemos, entre lo que sentimos y lo que expresamos. Es ese espacio interno donde las cosas tienen sentido, donde no necesitamos forzar ni aguantar, donde el cuerpo no duele y la mente no grita. Vivir en verde es estar en casa.

Cuando estamos en verde, no significa que todo sea perfecto. No es una vida sin problemas, sino una vida donde nos sentimos alineados. Donde, incluso ante los retos, experimentamos una sensación de coherencia, de dirección, de serenidad interna. Es cuando dormimos bien, comemos con placer y sin ansiedad, nos levantamos con energía y lo que hacemos tiene propósito. El cuerpo no está a la defensiva, el sistema nervioso no está en alerta y nuestra alma puede habitar nuestro día sin necesidad de defenderse o esconderse.

El verde también es el espacio desde el cual se construyen las relaciones verdaderas, los proyectos sostenibles, la salud duradera. En ese espacio las decisiones no se toman desde el miedo, sino desde la claridad. Las emociones no nos dominan, pero tampoco las reprimimos. Sentimos y actuamos con naturalidad. Todo lo que hacemos nace desde un sí interno, no desde la obligación, la prisa o la exigencia.

Vivir en verde no implica estar todo el tiempo eufóricos o felices, sino estar presentes. Significa vivir con ligereza, con alegría tranquila, con sentido. Y cuando aparece un problema —que inevitablemente aparecerá—, desde el verde tenemos la energía y la claridad para afrontarlo, puesto que no es solo descanso, también es preparación, cultivo. Es ese espacio donde se gesta la fuerza interior que nos permite, cuando sea necesario, pasar temporalmente al rojo... y volver.

Por eso el verde no es un lujo, sino una necesidad, el terreno fértil desde el cual podemos florecer. Y nuestra tarea no es forzar el verde, sino reconocer cuándo lo hemos perdido. Volver a él no siempre es inmediato, pero siempre es posible. A veces basta con parar. Con escuchar. Con volver a casa. Porque el verde, más que un estado externo, es una relación interna con la vida.

EL AMARILLO: EL SILENCIO QUE ENFERMA

El amarillo es el territorio intermedio. No es un incendio, pero ya no es calma. Es esa tensión de fondo que no explota, pero que tampoco se resuelve. Es la alerta sutil que se instala en el cuerpo, en la mente, en el alma..., y que va drenando nuestra energía sin que lo notemos del todo. No se ve desde fuera, no hace ruido, pero está ahí, erosionando silenciosamente nuestra vitalidad.

El amarillo es el conflicto no atendido, la emoción no expresada, la conversación pendiente, la decisión postergada. Es ese trabajo que ya no nos representa, pero seguimos haciendo; esa relación que ya no suma, pero no nos atrevemos a soltar. Es el «ya lo hablaré», el «no es para tanto», el «mejor lo dejo pasar». Es el color de la evitación, de la espera indefinida, del aguante que se disfraza de fortaleza.

El problema del amarillo es que no duele lo suficiente como para obligarnos a actuar..., pero incomoda lo bastante como para restarnos paz. Y como no hacemos nada al respecto, se queda. Se instala dentro de nosotros. Se convierte en un paisaje de fondo, en una normalidad disfrazada, en una forma de vivir en la que algo siempre está *casi bien*, pero nunca del todo.

Y el cuerpo lo sabe y lo sufre porque el amarillo no es una emoción concreta, es un estado. Es un estrés de bajo grado que no apaga alarmas, pero tampoco las enciende del todo. Es un sistema nervioso que nunca descansa. Una inflamación leve, pero persistente. Una mente que no para. Un sueño que no repara. Una tristeza que no llora, pero tampoco se va.

Ese amarillo, mantenido en el tiempo, es caldo de cultivo para la enfermedad. Lo que no se expresa se somatiza. Lo que no se resuelve se enquista. Y lo que se evita constantemente termina volviéndose un peso tan grande que ya no podemos ignorar.

Aquí es donde muchas personas caen en el autoengaño. Creen que están bien porque no han explotado, porque no han gritado, porque todo *funciona*. Pero, por dentro, algo se desvitaliza. Y cuando eso ocurre durante años, lo que empezó como una pequeña incomodidad puede desembocar en síntomas, en ansiedad, en insomnio, en crisis existenciales... o en enfermedades físicas más serias. No porque haya una causa lineal y directa, sino porque el alma, ignorada durante tanto tiempo, empieza a buscar otros caminos para ser escuchada.

Por eso, el amarillo es quizá el color más peligroso, ya que se disfraza de estabilidad y parece soportable. Nos enseña a vivir sin color, sin brillo, sin intensidad..., pero también sin salud, sin verdad, sin alma.

Salir del amarillo implica coraje y mirar de frente lo que evitamos. Conlleva reconocer lo que ya no vibra, lo que ya no suma, lo que ya no somos. Y, a veces, supone pasar por el rojo. En ocasiones, para volver al verde, hay que atravesar el rojo.

EL ROJO: ATRAVESAR EL FUEGO PARA VOLVER AL VERDE

El rojo es la intensidad, la explosión, el límite, la confrontación. Pero, sobre todo, el rojo es la acción, la respuesta viva del alma cuando algo ya no puede seguir igual. Lejos de ser un enemigo, el rojo es, en realidad, un aliado. Representa la fuerza que nos permite romper una inercia dañina, marcar un antes y un después, y cambiar el rumbo.

A menudo hemos aprendido a tenerle miedo al rojo. Nos han enseñado que gritar, llorar, expresar rabia o tomar decisiones drásticas es «exagerado», «inmaduro» o «conflictivo». Pero no es así. El problema no es el rojo: el problema es la ausencia de consciencia con la que a veces se entra en él. El rojo no es negativo si es específico, proporcional y a tiempo, si nace del corazón y no del ego, cuando es una respuesta, y no una reacción.

Un enfado justo, expresado con claridad, una conversación difícil, mantenida desde la verdad, una ruptura necesaria, hecha con respeto, una decisión firme, tomada con alma..., todo eso es rojo. Y todo eso es profundamente sanador. Porque cuando el rojo aparece en el momento oportuno, cuando no se ha alargado el amarillo hasta el agotamiento, lo que emerge no es destrucción, sino transformación.

El rojo sana cuando viene del amor propio. Cuando no busca hacer daño, sino poner un límite. Cuando no nace del orgullo herido, sino del respeto por uno mismo. Y aunque a veces tenga consecuencias —rupturas, duelos, cierres—, si la decisión fue coherente con el alma, entonces hay paz porque uno sabe que no se traicionó. Que fue fiel. Que eligió la vida.

A veces, tomar una decisión específica, proporcional y a tiempo no implica grandes gestos, sino pequeñas acciones firmes que marcan la diferencia.

Imaginemos a una madre con su hijo pequeño. Un niño con un canal expresivo físico. Hay niños así: sienten a través del cuerpo, se mueven, trepan, saltan..., y cuando algo los frustra o les enfada también lo expresan físicamente. No por maldad, solo porque su forma de sacar la emoción es a través del movimiento. Un día, en un momento de enfado, el niño le da una patada a su madre. En muchas corrientes de crianza actuales, se promueve bajar al nivel del niño y hablar con él. Pero ese no siempre es el momento ni el canal adecuados. Ese niño no necesita que le hablen, necesita que le marquen un límite, desde el mismo lenguaje que él ha utilizado: el cuerpo.

El límite no es violencia, no se trata de gritar ni castigar. Es presencia firme. En este caso, puede ser que la madre le coja la pierna con firmeza, lo mire a los ojos y diga: «A mamá no se le pega». Ni más, ni menos. Claro, directo y en el momento justo.

Eso es rojo. Un rojo desde el corazón. Una acción clara, proporcional y a tiempo. No dejarlo pasar, no disfrazarlo, no tolerarlo esperando a que se le pase. Porque si no se pone ese límite, lo más probable es que la situación se repita. O que el conflicto se acumule, se desborde y el día que estalle sea con una reacción desproporcionada.

Cuando el rojo es claro, firme y desde el amor, la relación se ordena, el niño se siente contenido y el verde puede volver. No hace falta gritar ni herir. Hace falta estar. Eso es lo que enseña el rojo: que el amor también pone límites, que bien puestos, sanan.

Lo realmente destructivo no es el rojo bien vivido. Lo destructivo es el rojo que llega tarde. Ese que aparece después de años de callar, de ceder, de sostener lo insostenible, y que explota cuando ya no se aguanta más. Se trata de un rojo desproporcionado porque viene cargado de todo lo que no se dijo, de todo lo que no se hizo, de todo lo que se acumuló. Ese rojo no es sanador; al contrario, rompe, daña. Por eso es tan importante aprender a ponernos rojos a tiempo. Reconocer las señales. Escuchar el cuerpo. Dar espacio a las emociones. Hablar. Actuar. Movernos. Porque el rojo no tiene que ser una tormenta. Puede ser una chispa. Una sacudida breve. Un gesto firme. Una decisión que cambia el curso, sin destruirlo todo.

El rojo, cuando se vive con consciencia, es el puente de vuelta al verde. Es la inflamación aguda que resuelve. El estallido que limpia. La intensidad que libera. No para vivir allí, sino para atravesarlo y volver a casa.

CAPÍTULO 5.
LAS NUEVAS REGLAS DEL JUEGO

Las semillas: el origen invisible de todo lo que florece

Cada acción, cada palabra, cada proyecto, cada relación... nace de una semilla. Una intención, una emoción, una energía inicial que lo origina todo.

Y esa semilla lo determina todo.

Igual que no puede nacer un naranjo de la semilla de un manzano, tampoco puede florecer una relación abundante desde una intención de carencia. Tampoco puede brotar un proyecto luminoso si la semilla desde la que fue sembrado se arraiga en el miedo, la ansiedad, el deseo de validación o la necesidad de control.

Las semillas no se ven, pero se sienten. Y su vibración marca el destino de lo que viene después. Si la semilla es el amor, la ilusión, el deseo genuino de aportar, de crear belleza, de sanar..., entonces, aunque haya obstáculos, aunque haya procesos largos o dificultades, el fruto acabará siendo dulce porque la raíz es noble y la vibración que lo sostiene es limpia. En cambio, si la semilla es el miedo, la envidia, la comparación, la urgencia de evitar un dolor o tapar una herida, aunque por fuera parezca que avanza, lo que dará ese árbol será escaso. No madurará del todo porque lo que no nace desde el alma, no se puede sostener con el alma.

Esta es una ley silenciosa, pero poderosa. La ley de la semilla.

Cuando la comprendes, empiezas a mirar tu vida de otra manera. Te preguntas lo siguiente:

«¿Desde dónde tomé aquella decisión?».

«¿Desde dónde entré en esa relación?».

«¿Desde dónde empecé ese proyecto?».

Y entonces te das cuenta de que muchas veces no fue desde tu verdad, sino desde una herida, desde un lugar interno que necesitaba sentirse visto, amado, seguro. Pero ese lugar no es una raíz sana, sino una raíz que pide ayuda. Por eso, empezar a sanar tu vida es también empezar a mirar tus semillas. Y empezar a sembrar desde otro lugar: desde el corazón, desde la quietud, desde la intención de sumar, desde el amor verdadero, desde la confianza..., desde la plenitud, no desde la escasez. Porque el árbol y los frutos que crezcan de esa semilla vendrán determinados por la propia semilla. Así de sencillo, así de potente.

Así que, toma más tiempo en sentir desde qué lugar en que decides que en los resultados a corto plazo que te pueda traer esta decisión. Porque la vida no es lineal, y si te basas exclusivamente en datos para decidir y no prestas atención a lo que te dice tu alma, es bastante probable que aparezcan desviaciones que no esperabas en ese mundo lineal y que no sepas cómo manejarlas. En cambio, si decides escuchando el corazón, es posible que aquello que no parecía posible se manifieste espontáneamente del modo menos esperado.

Y aquí está la belleza de este principio: no necesitas que todo esté bien para empezar a sembrar diferente. No necesitas que los datos encajen perfectamente en tu cerebro o en la computadora. Solo deben encajar en tu corazón. Lo demás, si se acompaña de la suficiente paciencia, simplemente se dará.

La vida no te pide que tengas todo resuelto. Te pide que siembres con corazón y con alma porque lo que siembras hoy será tu refugio mañana.

La intuición: el lenguaje silencioso del alma

Hay momentos en los que, sin saber cómo ni por qué, sentimos una certeza profunda. No viene de un razonamiento lógico ni de un análisis exhaustivo. Llega como un susurro, como una sensación repentina en el cuerpo, una imagen en la mente, una corazonada. Es la intuición, una forma de saber que no pasa por la cabeza, sino por una conexión directa con una inteligencia más profunda.

Durante siglos, la intuición fue considerada poco fiable. En un mundo donde lo racional y lo medible eran la única forma válida de conocimiento, la intuición fue relegada al rincón de lo místico, lo irracional, lo emocional. Sin embargo, cuando abrimos la mirada, descubrimos que la intuición no solo forma parte de nuestra experiencia humana, sino que ha estado presente en los momentos más decisivos de la historia, en los grandes descubrimientos, en las decisiones clave que transforman una vida.

La intuición no se puede forzar ni fabricar, pero sí se puede cultivar. No es una señal mágica que aparece de la nada, sino un saber que se va construyendo a través de la conexión con nosotros mismos. Y, sobre todo, a través de una disposición: la de escuchar. Escuchar el cuerpo, el silencio, esa voz que no grita, pero insiste.

Desde la perspectiva del entendimiento profundo, la intuición es una función natural del alma, una manifestación de una consciencia más amplia que, a través del corazón, nos pone en contacto con información que la mente aún no ha procesado. Es como si existiera una sabiduría preverbal que nos guía cuando estamos alineados con lo que somos, con lo que sentimos, con lo que vivimos.

Tal como explica la doctora Ana Asensio en su libro *Escucha a tu intuición*, a nivel neurofisiológico hay estructuras cerebrales que intervienen en este tipo de procesamiento no lineal, partes del cerebro que, lejos de operar desde el pensamiento consciente y lógico, lo hacen desde un procesamiento rápido, emocional, basado en patrones, experiencias y resonancias. Más allá de lo neurológico, la intuición conecta con algo mucho más profundo: con lo que algunos llaman alma; otros, consciencia; otros, campo cuántico o inteligencia universal.

La intuición se presenta especialmente cuando el pensamiento se aquieta. Cuando no estamos buscando una respuesta de forma obsesiva, sino que dejamos espacio para que emerja. Aparece en el paseo, en la ducha, en la meditación, en una conversación inesperada. Y entonces, si estamos atentos, sabemos que no es casual. Sabemos que ese mensaje nos pertenece.

Vivimos en un mundo que premia la mente rápida, la lógica, la estrategia. Pero cada vez más personas intuyen que hay otra forma de vivir en la que la mente no manda, sino que escucha, en la que la sabiduría no se busca, sino que se recibe. En esa manera de vivir la intuición ocupa un lugar central. Porque ¿y si esa voz interior fuera la guía más precisa hacia nuestra verdad? ¿Y si escucharla fuera el primer paso hacia una vida más plena, más conectada, más alineada?

Abrirnos a la intuición es abrirnos a una forma de sabiduría que no tiene fórmulas, pero sí dirección. Que no tiene argumentos, sino fuerza. Que no tiene certeza lógica, pero tiene una verdad que resuena. Y en ese escuchar profundo, muchas veces descubrimos que la intuición no nos lleva donde esperábamos, pero siempre nos lleva donde necesitamos estar.

LA INTUICIÓN SEGÚN GERD GIGERENZER: SABIDURÍA EN LA SIMPLICIDAD

En un mundo que rinde culto a la lógica racional, a los datos y a las decisiones calculadas al milímetro, hay voces que se atreven a decir que la intuición no solo no es una debilidad, sino una de nuestras formas más inteligentes de navegar por la vida. Una de esas voces es la del psicólogo alemán Gerd Gigerenzer, que ha dedicado gran parte de su carrera a estudiar cómo tomamos decisiones cuando no tenemos tiempo, ni toda la información, ni la posibilidad de hacer un análisis exhaustivo.

Gigerenzer no habla de corazonadas vacías ni de impulsos irracionales. Habla de lo que denomina la caja de herramientas adaptativa: un conjunto de estrategias mentales —heurísticas, las llama él— que el ser humano ha desarrollado para moverse con eficiencia en un mundo incierto. Y es precisamente ahí, en la incertidumbre, donde la intuición muestra su verdadero poder. No como un sustituto de la razón, sino como una forma de sabiduría distinta, más rápida, más conectada con la experiencia vivida y con ese conocimiento silencioso que habita en lo profundo de nosotros mismos.

En uno de sus libros más conocidos, *Gut Feelings*, Gigerenzer sostiene que muchas veces las mejores decisiones no son las que se piensan más, sino las que se sienten. La intuición, dice, es una forma de inteligencia del inconsciente. No significa actuar sin pensar, sino pensar sin palabras. Sentir antes de que llegue la explicación. Confiar en una brújula interna que, aunque no se vea, señala una dirección.

Una de las ideas más potentes que propone es que las decisiones simples, basadas en reglas claras y en lo que ya conocemos, pueden ser tan eficaces —o incluso más— que aquellas basadas en modelos complejos y análisis estadísticos. Un ejemplo es la heurística del reconocimiento: si tengo que elegir entre dos opciones y solo una me resulta familiar, mi intuición me dice que elija esta última. Y dicha elección, por sorprendente que parezca, suele ser acertada. ¿Por qué? Porque el inconsciente ha acumulado experiencia, ha leído señales, ha captado patrones..., incluso cuando la mente consciente aún no los ha comprendido del todo.

Gigerenzer también señala algo que tiene una resonancia directa con este libro: la intuición florece en contextos de alineamiento. Cuanto más alineado estás contigo mismo —con lo que eres, con lo que haces, con tu historia y tu propósito—, más clara y más fiable se vuelve esa voz interior. No es magia. Es coherencia interna. Y quizá por eso, en los momentos decisivos de la vida, esa intuición se presenta sin adornos, sin fórmulas complejas, sin justificaciones largas. Solo aparece como un sí o un no, como una certeza que no se puede explicar, pero que se impone con una fuerza que muchas veces no nos atrevemos a seguir..., aunque después el tiempo nos demuestre que tenía razón.

En el fondo, lo que Gigerenzer defiende es que, en un mundo que valora lo externo y lo cuantificable, sigue siendo profundamente humano confiar en lo interno, en lo que sentimos, en lo que sabemos sin saber cómo lo sabemos. La intuición es una herramienta sutil, sí, pero profundamente poderosa. Y cuando aprendemos a escucharla —y a respetarla—, la vida se vuelve más clara, no más fácil, pero sí más alineada.

Clarividencia: la visión que nace del alma

Hay cosas que simplemente se saben. No se razonan, no se explican, no se justifican. Simplemente se sienten con una certeza que desborda la lógica. Es como si, en determinados momentos de la vida, una parte más profunda de nuestro ser —más allá del intelecto— pudiera ver. Esa visión no es física, pero tampoco es imaginación. Trasciende la mente lineal y nos conecta con una dimensión más sutil de la existencia.

A esta capacidad de ver más allá del velo de lo aparente la llamamos clarividencia.

Durante siglos, la clarividencia ha sido percibida como un don místico o un talento reservado a unos pocos. Pero quizá no sea así. Quizá no se trate tanto de tener una habilidad especial, sino de recuperar una capacidad que todos traemos de serie y que, por el ruido del mundo, hemos olvidado.

Clarividencia es, literalmente, ver con claridad, pero no con los ojos físicos, sino con el ojo interior. Es la percepción que emerge cuando la mente calla y el alma habla. Es esa escena que aparece en un sueño y que, días después, se materializa con exactitud. Es ese presentimiento que te hace dar un giro en una decisión. Es esa certeza que aparece cuando estás a punto de rendirte y que te dice: «Sigue».

Esta forma de conocimiento no se apoya en el pensamiento lógico, sino en la conexión directa con una inteligencia superior. Una inteligencia que no está fuera de nosotros, sino dentro. No se trata de una superstición, sino de una dimensión de la consciencia que ha sido descrita en todas las tradiciones espirituales del mundo y que cada vez más personas están empezando a redescubrir.

La clarividencia no es infalible, ni pretende sustituir al pensamiento racional. Es complementaria. Es una brújula silenciosa que, en medio del ruido, te señala el norte verdadero. Y como toda brújula, necesita que uno esté en calma para poder leerla bien.

En este camino de abrir el corazón, la clarividencia surge como una consecuencia natural. Cuando uno se entrega a la vida con humildad, cuando confía, cuando escucha, aparecen señales, imágenes, intuiciones, resonancias. Es como si la vida quisiera hablarnos todo el tiempo, y solo necesitáramos aprender a escucharla en otro idioma, el del alma.

En mi experiencia, he visto cómo muchas personas, al atravesar momentos de profundo dolor, despiertan esta capacidad. Como si el alma, en esos momentos de grieta, aprovechara para mostrar lo que la mente no puede ver. Como si, justo cuando el sistema de creencias materialistas se desmorona, apareciera una nueva forma de ver, más pura, más certera, más esencial. La clarividencia, así entendida, no es un lujo ni una excentricidad. Es una herramienta de sanación, una guía interior que nos permite movernos por el mundo con más confianza, con más sabiduría, con más alineamiento.

Y si todos la tenemos, si todos podemos despertarla, ¿por qué no lo hacemos? Porque requiere silencio, escucha, mirar hacia dentro. Y eso, en un mundo que premia lo urgente y castiga lo sutil, es un acto de valentía. Pero cuando lo hacemos, cuando nos atrevemos a mirar desde el alma, cuando nos abrimos a esa visión más profunda, hacemos un descubrimiento extraordinario: que la vida, en el fondo, siempre nos está guiando. Las respuestas, muchas veces, ya estaban dentro, solo había que callar para poder ver.

LA CONSCIENCIA EXPANDIDA: LA MIRADA DE CHARLES TART

La consciencia humana es mucho más compleja, profunda y misteriosa de lo que nuestra mirada materialista ha querido aceptar. A medida que se cae el velo de lo evidente, empiezan a surgir formas de conocimiento que no encajan en las categorías clásicas. La clarividencia es una de ellas. Pero no la clarividencia espectacular y sensacionalista de algunos relatos de consumo rápido, sino la que emerge como una forma de percepción ampliada, que trasciende los límites de los sentidos físicos.

Uno de los autores que más ha contribuido a ofrecer una base rigurosa a este tipo de experiencias ha sido Charles Tart. Psicólogo e investigador, Tart ha dedicado su vida a explorar lo que él llama estados alterados de consciencia y su relación con fenómenos como la telepatía, la percepción extrasensorial y la clarividencia. Lejos de adoptar un enfoque esotérico o dogmático, su trabajo ha sido una invitación constante a que la ciencia amplíe su mirada, que se atreva a integrar lo subjetivo, lo espiritual y lo anómalo como parte de la realidad humana.

En su libro *Science and the Human Experience* (2001), Tart plantea que el modelo materialista dominante ha reducido la consciencia a un mero epifenómeno del cerebro, ignorando así a una gran parte de la experiencia humana. Sostiene que la ciencia, si quiere ser verdaderamente honesta y completa, debe incorporar el estudio serio de los estados de consciencia no ordinarios: la meditación profunda, los sueños lúcidos, las experiencias místicas, las visiones espontáneas. Todas estas formas de experiencia no son patologías ni fantasías, sino ventanas legítimas hacia una realidad más amplia.

Para Tart, lo que llamamos clarividencia puede entenderse como una de las capacidades naturales de la consciencia cuando esta no está limitada por la interpretación rígida de la mente racional. A través de décadas de investigación, defendió que muchas personas, en momentos de gran apertura emocional, espiritual o vital, pueden acceder a información que no está disponible por medios ordinarios. No se trata de magia, sino de una consciencia que se expande y conecta con lo que él llama niveles no locales de información.

En *The End of Materialism* (2009), Tart va un paso más allá y declara que la ciencia ha llegado al final de su camino materialista, que insistir en explicar toda la realidad únicamente desde lo físico, lo medible y lo visible, es como pretender conocer el océano solo estudiando las olas. Defiende que fenómenos como la clarividencia, la telepatía y la precognición deben dejar de ser considerados como anomalías y empezar a ser tratados como parte esencial del estudio de la consciencia. No son errores del sistema, sino aperturas hacia un sistema más amplio que aún no comprendemos del todo.

La gran aportación de Tart no es simplemente teorizar sobre estos fenómenos, sino su empeño en hacerlos dialogar con la ciencia. Su trabajo ha inspirado a toda una generación de investigadores a no rechazar lo inexplicable, sino a investigarlo con seriedad y sin prejuicio. Y su mensaje resuena profundamente con el propósito de este libro: si queremos sanar, comprender, crecer, necesitamos abrirnos a una visión más amplia que no se detenga ante los límites de lo medible, sino que abrace la totalidad de lo vivible.

La clarividencia, vista desde esta perspectiva, no es una capacidad sobrenatural. Es una facultad natural del ser humano cuando se encuentra profundamente conectado consigo mismo, con los demás y con algo superior. Es una visión que brota cuando se apagan los ruidos de la mente y se enciende el lenguaje sutil del alma. Y como toda facultad humana puede cultivarse, afinarse, abrirnos nuevas puertas para vivir con más profundidad, más autenticidad, más coherencia.

Tart nos recuerda que la ciencia más noble no es la que repite lo sabido, sino la que se atreve a mirar lo que aún no entiende. Y ese mismo gesto, ese coraje de mirar más allá, es también el gesto del alma que se abre a lo invisible. La clarividencia no es mirar el futuro, es ver el presente con una lucidez tan profunda que parece milagrosa.

Y quizá lo sea, o no. Quizá simplemente sea la verdad de siempre que, por fin, decidimos ver.

Sincronías: ¿y si todo está conectado?

Hay momentos en la vida en los que los acontecimientos se entrelazan con tal precisión y belleza que uno no puede más que detenerse y sentir que algo mayor está en juego. No hablamos de coincidencias vacías ni de azar ciego, sino de esos instantes cargados de sentido que parecen hablarnos directamente al corazón. Una conversación inesperada que trae justo la respuesta que necesitábamos; una canción que suena en el momento exacto; un encuentro fortuito que cambia el curso de nuestra vida..., a esto se refería Carl Gustav Jung cuando hablaba de sincronicidades.

Jung comprendió que no todo lo que ocurre en nuestra vida puede explicarse desde la lógica de causa y efecto. Hay sucesos que escapan a esa linealidad, pero que nos tocan en lo más profundo. Él definió la sincronicidad como la coincidencia significativa entre un estado interno y un acontecimiento externo, sin que exista entre ellos una relación causal aparente. No son hechos que simplemente ocurren, sino mensajes que resuenan con lo que estamos viviendo por dentro. Es como si el universo, en su lenguaje simbólico y sutil, nos susurrara una verdad que la razón no puede descifrar, pero que el alma sí puede reconocer.

Este tipo de experiencias, lejos de ser esotéricas, revelan una comprensión más amplia de la realidad. Nos invitan a pensar que el mundo no es una suma de piezas separadas, sino una totalidad conectada, donde lo interno y lo externo dialogan sin necesidad de palabras. Las sincronías aparecen cuando estamos abiertos, nuestro corazón está receptivo y no intentamos forzar las cosas, sino que confiamos en un orden más profundo, más inteligente, más sabio que nosotros.

Recuerdo varios momentos en mi vida en los que una sincronía lo cambió todo. Una conversación que parecía casual, pero que contenía la semilla de una transformación. Una lectura que llegó justo cuando la necesitaba. Un encuentro que parecía improbable y que, sin embargo, trajo consigo una revelación. En todos esos casos, no fue la mente lógica la que reconoció el mensaje, sino el corazón. Porque la sincronicidad no habla al intelecto; habla a la consciencia más profunda.

Cuando empezamos a vivir con los ojos del alma abiertos y confiamos en que no estamos solos, empezamos a reconocer estas señales. Las sincronías se convierten entonces en aliadas, en recordatorios de que vamos por el camino correcto, en manos invisibles que nos guían con delicadeza.

Y si esto ocurre en los momentos de dolor y transformación, si en medio del caos aparece esta inteligencia silenciosa que nos muestra por dónde seguir, ¿qué no podría ocurrir si viviéramos atentos a esta mirada también en los momentos de paz? ¿Qué pasaría si aprendiéramos a reconocer estas señales en lo cotidiano, en lo pequeño, en lo aparentemente insignificante? Nuestra vida se llenaría de sentido, de propósito, de belleza. Porque la sincronicidad no es una excepción. Es el lenguaje natural de una consciencia más amplia que siempre está ahí, esperando que estemos listos para escucharla.

UNA ALIANZA INESPERADA

Uno de los encuentros más fascinantes entre ciencia y alma se dio entre dos mentes aparentemente alejadas: el físico Wolfgang Pauli y el psiquiatra Carl Gustav Jung. Pauli, uno de los padres de la mecánica cuántica y premio Nobel por su principio de exclusión —una piedra angular en la comprensión del comportamiento de los electrones—, acabó formando una alianza inesperada con Jung, el gran pionero de la psicología profunda. Y es que, a pesar de su origen científico riguroso, Pauli fue profundamente interpelado por los sueños, las experiencias no racionales y lo que parecía no tener explicación lógica.

Durante años, estos dos gigantes intercambiaron cartas, ideas, símbolos y visiones. Pauli se convirtió, en cierto modo, en paciente y colaborador de Jung, y juntos exploraron la posibilidad de que los acontecimientos psíquicos —sueños, intuiciones, visiones— y los acontecimientos físicos —coincidencias improbables, fenómenos externos— no estuvieran separados por completo, sino conectados por una realidad más profunda que llamaron sincronicidad.

Lo revolucionario de su pensamiento era que esta conexión no necesitaba una causalidad tradicional, como la ciencia había defendido hasta entonces. No era causa y efecto. Era un paralelismo significativo entre lo interno y lo externo, una danza entre el alma y la materia que respondía a un orden oculto, más profundo, más misterioso.

Pauli, que trabajaba con las leyes que gobiernan las partículas subatómicas —esas que desafían el tiempo, el espacio y el sentido común—, encontró en las ideas de Jung una resonancia inquietante. Si los electrones pueden influirse mutua e instantáneamente a través del entrelazamiento cuántico, ¿por qué no pensar que también las vivencias humanas y los eventos del mundo pudieran estar entrelazados por caminos que todavía no comprendemos?

Esta visión compartida de Jung y Pauli puso sobre la mesa una cuestión fundamental para este libro: que los límites entre lo objetivo y lo subjetivo, entre lo físico y lo espiritual, entre el cerebro y la consciencia, quizá no están tan claros como nos han hecho creer. Y que, en esos momentos de sincronicidad, cuando el mundo exterior parece hablar directamente al mundo interior, quizá no estemos simplemente alucinando o forzando coincidencias, sino asomándonos a una verdad más profunda. A una verdad que no se demuestra, pero se vive.

LA REALIDAD IMPLICADA DE DAVID BOHM

Un segundo autor que merece un lugar esencial en esta conversación es David Bohm, otro físico teórico que, como Pauli, se atrevió a ir más allá del marco estrecho de la física tradicional. Bohm no fue solo un brillante científico —discípulo de Einstein y uno de los grandes nombres de la física cuántica del siglo xx—, sino también un filósofo de lo invisible, un pensador que no temió preguntarse por el alma del universo.

En su obra *Wholeness and the Implicate Order* (1980), Bohm desarrolló una idea revolucionaria: la realidad implicada. En esta teoría propuso que lo que percibimos con los sentidos —el mundo de las formas, los objetos, los acontecimientos— no es la totalidad de la realidad, sino solo su manifestación visible, su proyección desplegada. Detrás de ella existe un orden más profundo, oculto, que llamó orden implicado, una realidad que no está dividida, sino que es una totalidad indivisible, dinámica, en constante flujo.

En palabras más sencillas, lo que vemos es solo una parte de lo que es. Y lo que es, en su totalidad, está conectado de una forma que no podemos comprender con los parámetros convencionales. Desde esta perspectiva, fenómenos como la sincronicidad no serían casualidades ni meras coincidencias afortunadas o curiosas, sino señales que emergen desde ese orden profundo, implicado, donde todo está unido.

Una de sus reflexiones más potentes es que el pensamiento fragmentado —tan típico del ser humano moderno— nos impide ver la realidad como un todo. Vemos partes, objetos, causas y efectos aislados, pero no percibimos el conjunto. Según Bohm, esta fragmentación mental y cultural es una de las causas profundas de nuestro sufrimiento individual y colectivo. En cambio, cultivar una mirada que contemple la totalidad —más intuitiva, más consciente, más abierta a las conexiones invisibles— puede ser un camino no solo hacia el entendimiento, sino hacia la sanación.

Cuando Bohm hablaba con Jiddu Krishnamurti, el filósofo indio con quien mantuvo largas conversaciones, solía repetir que no existe una división real entre el observador y lo observado; que en ese orden profundo del universo, el ser que mira y lo que es mirado son parte de la misma danza; que quizá la consciencia y el mundo están hechos de la misma sustancia invisible y la sincronicidad es simplemente un destello que nos lo recuerda.

Desde este punto de vista, cada sincronía que vivimos —ese encuentro inesperado, esa frase que resuena justo cuando la necesitamos, ese sueño que anticipa un acontecimiento— no es una anomalía. Es un guiño del universo. Es la vida hablándonos desde lo profundo. Y cuando estamos atentos, abrimos el corazón, afinamos nuestra sensibilidad..., lo oímos.

Resonancia energética: cuando la vida vibra al unísono

Hay momentos en los que algo dentro de nosotros dice sí sin dudar. No hay un razonamiento largo ni una lista de pros y contras. Solo una sensación clara, una certeza que se instala en el cuerpo: una persona, un lugar, una decisión, una palabra..., y todo vibra, como si, de repente, todo encajara, como si algo más allá de nosotros mismos estuviera diciendo: «Es por aquí».

A eso lo llamamos resonancia.

Aunque parezca sutil, emocional, casi poética, la resonancia es una de las leyes más profundas del universo. La física nos ha mostrado que todo vibra: los átomos, las moléculas, nuestros órganos, nuestras palabras, nuestras emociones. Todo lo que existe emite una frecuencia. Y cuando dos frecuencias se encuentran y vibran en la misma longitud de onda, se produce un fenómeno de amplificación, de refuerzo. Es como si se reconocieran, como si se celebraran mutuamente.

Así también funcionamos nosotros.

Cuando una persona resuena contigo, lo sientes antes de entenderlo. No sabes por qué, pero hay algo que te atrae, te hace confiar, te hace abrirte. Lo mismo ocurre con ciertas decisiones, ciertos proyectos, ciertos caminos. Si vibran con lo que tú eres, lo sabes. No necesitas que nadie te lo confirme. Lo sientes. Y ese sentimiento no es irracional, más bien una forma de sabiduría más profunda que conecta con tu campo energético, con tu alma, con tu verdad.

La resonancia no es una técnica, sino un estado de sensibilidad, de apertura, de escucha. Para sentir si algo resuena, hay que estar disponible. Hay que haber hecho suficiente silencio interno para poder distinguir entre lo que el ego desea y lo que el alma reconoce. Porque no todo lo que suena fuerte vibra contigo. A veces, lo que más ruido hace es lo que más te desvía. Y lo que más resuena es lo que llega en silencio, pero toca muy hondo.

Aprender a vivir desde la resonancia es una forma completamente distinta de vivir. Ya no decides por lógica, por obligación o por miedo. Decides por sintonía. Por vibración. Por coherencia energética. Y aquí está el secreto: cuando decides desde la resonancia, la vida fluye. No porque no haya obstáculos, sino porque los obstáculos ya no te sacan del camino, te ayudan a profundizar en él. La resonancia no evita el dolor, pero te da un sentido dentro del dolor. No elimina los retos, pero los convierte en escalones. No te promete facilidad, pero sí te aporta dirección.

Una persona alineada con su frecuencia esencial empieza a atraer personas, lugares y oportunidades que vibran en esa misma frecuencia. Esto no sucede porque tenga suerte, sino porque está resonando. Está emitiendo lo que es. Por tanto, lo que llega no es una casualidad, es una correspondencia.

Desde esta perspectiva, cada día se convierte en una escucha. Cada encuentro, en una pregunta: «¿Esto resuena conmigo? ¿Esto vibra con mi verdad, con mi propósito, con mi paz? Si no, ¿por qué sigo aquí?».

No se trata de huir ante cada disonancia. A veces, la disonancia muestra lo que hay que sanar. Pero otras veces es simplemente una señal clara de que ese no es tu lugar. Y tener el coraje de alejarse de lo que no vibra contigo es, muchas veces, el primer acto de amor propio verdadero porque vivir en resonancia no es vivir sin conflicto. Es vivir con claridad. Con integridad. Con alma. Y cuando lo haces, cuando empiezas a sintonizar tu vida con tu verdad más profunda, se produce un cambio. Las piezas encajan. Las sincronicidades aumentan. La intuición se afina. La energía se eleva. La vida, por tanto, cuando la vibras desde el alma, te responde desde el alma.

Y SI TODO VIBRA, TODO RESUENA

No solo entre personas, decisiones y emociones, sino también en lo más profundo de la estructura del universo. La ciencia moderna, y en especial la física cuántica, ha empezado a mostrar caminos que se entrelazan con esta visión. Uno de los autores que mejor ha sabido tender ese puente entre la ciencia y la sabiduría espiritual es Fritjof Capra, físico teórico y autor de *El tao de la física* (1975).

En esta obra ya clásica, Capra no solo describe los descubrimientos fundamentales de la física cuántica, sino que los pone en diálogo con las antiguas filosofías orientales, como el taoísmo y el budismo, con lo que revela un patrón común: la idea de que todo está profundamente conectado, de que no existen partes aisladas y de que la realidad última es vibración, relación y movimiento constante.

Una de las ideas centrales de Capra es que la materia, en su nivel más profundo, no es una cosa sólida, sino un conjunto de patrones de energía en constante flujo. Esta energía no se mueve al azar.

Resuena. Se interconecta. Forma redes. Desde esta mirada, la resonancia energética no es solo una experiencia subjetiva que sentimos en nuestro cuerpo o nuestras emociones; es una ley profunda del universo que permite que un electrón *sienta* a otro a millones de kilómetros, que dos seres humanos se reconozcan sin haber cruzado una palabra, que un lugar nos abrace sin tocarnos.

Capra retoma también el concepto de no separatividad, derivado del entrelazamiento cuántico: ese fenómeno según el cual dos partículas que han estado conectadas permanecen interrelacionadas, incluso a distancia. Esto no es solo física: constituye una metáfora viva de cómo nuestras experiencias, relaciones y pensamientos pueden influirse entre ellos a través de campos de resonancia más allá de la lógica lineal.

El autor también insiste en la importancia de una visión holística, donde lo físico, lo emocional, lo mental y lo espiritual no son compartimentos estancos, sino expresiones diferentes de una misma energía. En este universo vibracional, lo que pensamos y sentimos también tiene una frecuencia que impacta, resuena, crea. La consciencia, dice Capra, no está separada del universo físico. Está inmersa en él y forma parte del entramado energético que moldea la realidad.

Esta mirada, que resuena con las enseñanzas del taoísmo y el concepto de Qi (la energía vital), nos invita a vivir con más atención a esa música invisible que todo lo impregna. Nos recuerda que cuando algo vibra con nosotros no es casualidad, es afinidad energética. Y que cuando algo se desvía de nuestra verdad, nuestra energía lo siente antes que nuestra mente lo entienda.

Por eso, vivir desde la resonancia energética no es misticismo, sino volver al lenguaje original del universo. Es empezar a reconocer que cada decisión, cada vínculo, cada pensamiento, es una frecuencia que emitimos. Y que lo que atraemos no es un capricho del destino, sino una respuesta a lo que somos en vibración.

Escuchar esa vibración, cultivarla, afinarla, es parte del camino de despertar.

La vida no te da lo que le pides. La vida no te da lo que das. La vida te da lo que eres.

RUPERT SHELDRAKE Y LA TEORÍA DE LOS CAMPOS MÓRFICOS

La resonancia energética, entendida como esa sintonía profunda entre vibraciones afines, encuentra uno de sus desarrollos más fascinantes en la teoría de los campos mórficos que propone el biólogo Rupert Sheldrake. Su mirada desafía los marcos tradicionales de la biología y la evolución, y abre una puerta a una comprensión más amplia, más viva y más interconectada del universo; una mirada que, lejos de negar la ciencia, la expande.

Sheldrake nos habla de una memoria invisible que no está contenida en el cerebro ni en la genética, sino que se encuentra en campos de información que actúan como moldes invisibles para las formas y los comportamientos que se repiten en la naturaleza. A estos campos los llama campos mórficos, y lo que los hace particularmente poderosos es que están en constante resonancia con todos los sistemas que han compartido patrones similares. Es decir, cada vez que algo ocurre —una flor que abre sus pétalos, un pájaro que canta de cierta manera, un ser humano que experimenta una emoción o toma una decisión—, ese patrón queda grabado en un campo que lo contiene y puede ser *leído* por otros sistemas en el futuro.

Desde esta perspectiva, no estamos solos ni desconectados. Somos parte de un tejido vibracional que se refuerza a través de la repetición y la afinidad. Cuando aprendemos algo, no solo lo aprendemos para nosotros, sino que estamos alimentando un campo que facilita ese aprendizaje para otros. Cuando vivimos desde el amor, desde la compasión, desde la entrega, estamos fortaleciendo esos patrones en el campo mórfico de la humanidad.

Y aquí es donde la resonancia energética toma una dimensión especialmente sagrada: lo que uno vive, reverbera; lo que uno siente, contribuye a la forma del todo, lo que uno transforma, transforma también el campo del que forma parte. Así, cada acto de consciencia, cada decisión tomada desde el alma, cada gesto de amor no son un hecho aislado, sino un eco que fortalece una frecuencia colectiva, una celebración mutua de frecuencias que se reconocen, se nutren y se expanden.

Sheldrake habla también de la evolución no como una simple cadena de mutaciones aleatorias, sino como un proceso resonante donde los nuevos seres *sintonizan* con los patrones ya existentes. Esta visión cambia radicalmente nuestra forma de entender no solo la biología, sino la historia misma de la consciencia. Nada está verdaderamente perdido. Todo queda registrado en los campos que nos sostienen y todo puede ser reactivado cuando una vibración afín lo toque de nuevo.

Hay algo profundamente poético y esperanzador en esta propuesta. Nos dice que nuestras vidas no son pequeñas, nuestros actos no son insignificantes, todo lo que hacemos, sentimos y pensamos resuena. En definitiva, en esa resonancia contribuimos a un campo mayor que nos trasciende y que, al mismo tiempo, nos contiene.

En mi experiencia acompañando procesos de transformación personal, he visto cómo muchas personas empiezan a cambiar no solo por lo que les pasa, sino porque de pronto sienten que están en sintonía con algo mayor. A veces basta una conversación, una lectura, una mirada, para que esa sintonía se active. Como si algo dentro de ellas reconociera un patrón olvidado, una verdad que ya estaba allí, esperando ser despertada. Es entonces cuando se alinean con una nueva frecuencia y todo comienza a cambiar.

Tal vez la resonancia energética, tal como la plantea Sheldrake, sea precisamente eso: la posibilidad de recordar lo que ya somos, de volver a vibrar en coherencia con lo esencial y de descubrir que la transformación no es solo un acto individual, sino un movimiento colectivo, invisible pero real, que, cuando se da en armonía, puede transformar no solo una vida, sino muchas.

Al final, como tantas veces hemos dicho a lo largo de este libro, todo está conectado. Y cuando una nota vibra en su tono más puro, otras notas cercanas comienzan a resonar con ella. Y esa sinfonía, aunque no se vea, se siente y cambia el mundo.

Estados ampliados de consciencia y silencio interior

Hemos caminado por un territorio nuevo, uno donde ya no nos sirve la lógica de siempre, donde la linealidad de causa y efecto, la previsibilidad y el control ya no alcanzan para explicar lo que verdaderamente mueve nuestra vida. Hemos visto que detrás de las decisiones más profundas, de los vínculos que nos transforman, de los proyectos que florecen o de las heridas que sanan, hay algo más, una inteligencia invisible, un campo de consciencia, una red de resonancias que opera en silencio, pero con una precisión absoluta.

Las semillas, la intuición, la clarividencia, las sincronías, la resonancia energética..., todas estas no son ideas bonitas ni teorías para entretener la mente. Son leyes sutiles del alma que operan todo el tiempo, nos demos cuenta o no. Cuando las ignoramos, muchas veces nos desconectamos de lo esencial. Pero cuando las integramos, cuando decidimos vivir desde ahí, algo cambia. Cambian la dirección, la frecuencia, la forma en que el universo nos responde.

Existen dos elementos que merecen ser mencionados aquí porque son como las condiciones del terreno donde estas reglas del alma pueden desplegar todo su poder.

El primero es el acceso a estados ampliados de consciencia. No se trata necesariamente de experiencias místicas o extraordinarias.

A veces, un estado ampliado de consciencia se alcanza en el silencio de una meditación, en la profundidad de una respiración consciente, en la apertura de un sueño lúcido o en la quietud después de una lágrima que por fin se permite salir. En otras ocasiones, ocurre al borde de la muerte, en ese umbral donde la mente se rinde y aparece una verdad que ya no necesita palabras.

Autores como Stanislav Grof han dedicado su vida a estudiar estos estados no ordinarios, comprendiendo que no son anomalías, sino puertas a una comprensión más profunda del ser, del tiempo, de la conexión entre todo. Y lo fascinante es que esas puertas no están fuera de nosotros. Están dentro, en nuestra capacidad de abrirnos, de rendirnos, de atravesar el umbral de lo racional para tocar lo trascendente.

Y el segundo elemento, quizá el más importante de todos, es el silencio interior. Porque no hay semilla que pueda germinar en un terreno saturado de ruido. Porque la intuición no grita, la clarividencia no interrumpe, la resonancia no empuja, y la sincronicidad solo se revela cuando uno está presente.

El silencio no es una ausencia. Consiste en un espacio fértil. Es el útero del alma y es ahí donde ocurre la magia verdadera, no la de fuegos artificiales, sino la magia que reorganiza nuestras células, nuestras decisiones, nuestras certezas más íntimas. Es ahí donde la consciencia se afina, donde el alma puede oír y ser oída. El silencio es, quizá, la tecnología más potente de esta nueva era. Y no cuesta nada y no se compra. Tampoco se impone. Solo se cultiva con amor, atención, presencia.

En un mundo que nos empuja constantemente a hacer, a hablar, a demostrar, a reaccionar..., el silencio se convierte en un acto revolucionario y, más aún, en un acto sagrado. No el silencio impuesto por miedo o desconexión, sino el silencio elegido, que nace de una escucha profunda y se cultiva para poder oír lo que el alma quiere decir.

Cuando hablamos de intuición, de clarividencia, de sincronías o de resonancia energética, estamos hablando de fenómenos que no se perciben con los sentidos externos, sino con una sensibilidad más sutil. Y esa sensibilidad solo florece cuando hay espacio, cuando la mente no está saturada, cuando las emociones han sido acogidas, cuando el cuerpo no está en lucha. Ese espacio es el silencio.

El silencio interior no es la ausencia de pensamientos, sino la ausencia de ruido. Es la decisión de no dejarse arrastrar por cada impulso, cada distracción, cada urgencia. Es, en realidad, un estado de presencia plena, de receptividad radical. Y es en ese estado donde se afinan nuestras percepciones. Donde podemos sentir con claridad si algo resuena o no con lo que somos. Ahí también emergen las imágenes, las intuiciones, las certezas sin explicación, donde una sincronía se revela no solo como curiosidad, sino como mensaje, y lo invisible empieza a tener forma y la vida empieza a hablar con voz clara.

Cultivar el silencio es como preparar la tierra para una buena cosecha. No garantiza cuándo llegará la flor, pero, sin esa tierra fértil, la semilla no puede germinar. Por eso, si hay una práctica que sostiene todas las demás, es esta: buscar, cuidar y honrar momentos de silencio interior. Aunque sean breves. Aunque sean imperfectos. Porque en ese silencio, la vida encuentra el canal por donde susurrarnos lo que más necesitamos saber.

CAPÍTULO 6.
LA
TRANSFORMACIÓN

Ser-hacer-tener

Una de las distorsiones más profundas que vivimos en la sociedad occidental actual es una inversión del orden natural de tres palabras esenciales: ser, hacer y tener. Hace años, escuché a un monje budista explicar cómo la secuencia que elijas para estas tres palabras puede definir por completo el curso de tu vida.

El orden fisiológico, alineado con la plenitud, la salud, la paz y el propósito, comienza siempre por el ser. Ser significa estar conectado con lo que eres en esencia, con tus dones naturales, con aquello que vibra contigo sin esfuerzo. Es un estado de autenticidad y resonancia. Desde ese lugar de conexión, surge un hacer que es consecuencia directa del ser, un hacer que fluye sin lucha, sin desgaste, porque nace de tu naturaleza, de tu vocación, de tu forma de sentir. Y entonces, de ese hacer alineado, sostenido en el tiempo, llega el tener. No como un fin, sino como una consecuencia. El tener —ya sean relaciones, bienestar, logros o abundancia material— es simplemente el resultado natural de haber vivido desde el ser y haber actuado en coherencia con él.

Pero en el mundo moderno hemos invertido este orden. Ponemos primero el hacer, luego el tener, y solo al final, si acaso, nos permitimos preguntarnos quiénes somos realmente. Esta inversión nos lleva a una vida de lucha, productividad vacía, competitividad constante y desconexión. Nos volvemos expertos en actuar, en producir, en acumular..., pero profundamente ignorantes de nuestro propio ser.

Desde pequeños se nos educa en esta lógica invertida: «Haz mucho para tener mucho. Y si logras tener lo suficiente, quizá un día llegues a ser alguien». Y ese «ser alguien» se convierte en una etiqueta externa: el cargo, el título, la imagen. No el alma.

Este modelo genera sufrimiento silencioso porque, cuando el hacer no nace del ser, el desgaste es inevitable. Lo vemos en personas que intentan cambiar su cuerpo desde la lucha, como en el caso de muchas personas con obesidad. Creen que tienen que luchar contra sí mismas para obtener un resultado. Se ven defectuosas y, desde esa visión incompleta, generan acciones desde el sacrificio, desde el esfuerzo, desde el rechazo a lo que son. Pero ningún hacer sostenido nace del odio hacia uno mismo. Nunca se construyó nada desde la destrucción.

Cuando te ves a ti mismo como un problema que hay que arreglar, entras en un ciclo de esfuerzo insostenible: haces dietas extremas, restricciones que duelen... alcanzas resultados temporales, pero luego caes. Porque el ser —ese lugar más profundo, donde viven tus heridas, tus creencias, tu historia— no ha sido escuchado. Y desde ahí, como un muelle que siempre tira hacia abajo, todo esfuerzo acaba colapsando.

La verdadera transformación comienza cuando dejas de verte desde la carencia y empiezas a mirar con una perspectiva completa. Cuando comprendes que lo que percibes como defectos —el perfeccionismo, la exigencia, la sensibilidad— son, en realidad, caras ocultas de tus dones. Y que solo necesitas aprender a mirarte con más verdad.

Cuando el hacer no está alineado con el ser, la vida se convierte en una montaña rusa emocional, física y existencial. Es lo que podríamos llamar el síndrome del diente de sierra: periodos de esfuerzo descomunal seguidos por caídas abruptas en la motivación, la salud o el estado emocional. Se trata de un patrón repetitivo de avances y retrocesos, donde el cuerpo y la mente quedan atrapados en un ciclo de fatiga y frustración. Cada pico de esfuerzo nace del sacrificio, de la autoexigencia, de la lucha interna..., y cada valle es el resultado inevitable del agotamiento, del vacío, del cuerpo diciendo «basta».

En este modelo, nos movemos por obligación, no por inspiración. Por eso, los resultados, aunque a veces llegan, no se sostienen. Y lo más doloroso: en el fondo sentimos que estamos traicionando algo interno. Como si estuviésemos ganando batallas externas, pero perdiendo una guerra mucho más íntima: la de vivir en coherencia.

El problema no es solo que el esfuerzo sea agotador. Es que, cuando no nace del ser, genera una erosión profunda en la autoestima. Porque, aunque logremos *tener*, sentimos que no somos. No somos felices, no somos libres, no somos auténticos. Somos versiones fragmentadas de lo que podríamos haber sido si nos hubiéramos escuchado de verdad. Sin embargo, cuando te atreves a invertir la fórmula —cuando priorizas el ser—, algo profundamente transformador ocurre: el hacer deja de ser un acto de lucha para convertirse en un flujo natural. Un gesto casi inevitable, como respirar. Y entonces, los resultados —el tener— empiezan a llegar con menos esfuerzo, de forma más fluida, a veces, incluso, de forma sorprendente.

Llamamos a eso sincronicidad, magia, casualidades felices. Pero lo que realmente está ocurriendo es un salto cuántico: cuando tu vibración interna cambia, el campo de posibilidades externas también lo hace. La realidad se reordena. Lo que parecía imposible empieza a manifestarse. Lo que requería lucha ahora se da solo. Y no porque te hayas esforzado más..., sino porque estás vibrando diferente.

Cuando el hacer nace del ser, entras en otra lógica que es más suave, más profunda, más amorosa. Es como cambiar de frecuencia: pasas de la emisora del miedo y la carencia a la emisora del amor y la abundancia. Y desde ahí, el esfuerzo deja de doler, porque ya no estás empujando la vida: estás bailando con ella. Por eso, la clave no está en hacer más. Ni en tener más. La clave está en ser más tú. Porque desde ahí, todo lo demás se acomoda. Sin dientes de sierra. Sin desgaste. Sin autoengaño.

Solo conexión. Y desde la conexión, creación.

Podríamos imaginar este salto cuántico como el momento en el que dejas de remar a contracorriente en un río, agotándote con cada remada, y de pronto te das cuenta de que, si giras la barca en la dirección correcta —la que sigue el curso natural del agua—, avanzas con fluidez, con menos esfuerzo y más rápido. No porque la corriente haya cambiado, sino porque tú por fin has dejado de resistirte a ella. Eso es vivir desde el ser: remar a favor de lo que ya eres. Dejarte llevar por la dirección en la que tu alma fluye sin resistencia. Es como si, al conectar con tu verdadera frecuencia, el mundo comenzara a reconfigurarse a tu alrededor: personas que antes no te veían, ahora te ven; oportunidades que antes se te escapaban, ahora te buscan; puertas que parecían cerradas, ahora se abren solas. No porque hayas hecho más, sino porque ahora lo haces desde un lugar distinto.

Recuerdo el caso de una paciente que había vivido toda su vida en modo lucha. Su mantra era: «Si no te esfuerzas, no vales». Así había construido su carrera, sus relaciones, incluso su forma de alimentarse. Todo era un campo de batalla. Hasta que un día, exhausta, se permitió preguntarse: «¿Y si no tuviera que demostrar nada? ¿Y si simplemente pudiera empezar a escuchar qué es lo que realmente vibra conmigo?». En poco tiempo, al dejar de intentar encajar en lo que no era, su entorno cambió. Aparecieron personas nuevas, proyectos más ligeros, incluso su cuerpo comenzó a soltar peso, literalmente, sin la presión de las dietas ni la culpa. Todo porque empezó a vibrar distinto, a actuar desde el amor a sí misma, no desde el castigo.

Eso es lo que ocurre cuando el hacer nace del ser: accedes a una dimensión donde la causa ya no es solo lineal, sino resonante. Donde el amor es una energía de construcción y donde el universo —por decirlo de alguna forma— colabora contigo, no porque sea mágico, sino porque es coherente.

El salto cuántico no es volar, es alinear. Es hacer menos, pero con más consciencia. Es dejar de pelear con la vida y empezar a conversar con ella. Porque cuando tú vibras desde lo que eres, la vida responde. Y lo que antes parecía inalcanzable empieza a ser inevitable.

Esta forma de comprender la realidad —en la que nuestra vibración interna modifica lo que ocurre fuera— no es solo poética o metafórica. Tiene respaldo en algunas de las propuestas más disruptivas de la ciencia contemporánea, especialmente desde la física cuántica y la psicología energética. Uno de los científicos más citados en este contexto al que ya hemos aludido es David Bohm. Bohm propuso la idea del orden implicado: un nivel más profundo de la realidad donde todo está interconectado y donde lo que ocurre en lo visible es solo la manifestación de un campo invisible mucho más amplio. Para Bohm, la consciencia no solo observa la realidad, sino que participa en su creación.

Esta mirada encuentra eco también en el famoso experimento de la doble rendija, que ha sido reinterpretado desde muchas corrientes espirituales y científicas. En dicho experimento, se demostró que la materia se comporta de manera distinta dependiendo de si es observada o no. Es decir, la consciencia del observador afecta el resultado. Esto sugiere —como mínimo— que nuestra forma de estar presentes en el mundo no es neutral. Somos parte activa de lo que ocurre.

Desde el ámbito de la psicología energética, autores como Joe Dispenza han explorado cómo las emociones, las creencias y la coherencia entre corazón y mente pueden modificar patrones biológicos, atraer nuevas experiencias y cambiar la realidad percibida. Su investigación muestra que estados de alta coherencia cardiaca, acompañados de una intención clara y una emoción elevada, pueden activar zonas del cerebro que facilitan procesos de sanación y manifestación.

Cuando vivimos desde el ser, nos colocamos precisamente en ese estado: coherencia. Y desde ahí, el salto cuántico no es una fantasía, sino una consecuencia natural. No se trata de pensar positivo para que todo se solucione, se trata de vivir alineado con lo que eres, de resonar con tu verdad más profunda. Y entonces, el mundo responde con la misma vibración.

Principio de resonancia. La vida te da lo que eres, no lo que quieres

Hay una ley no escrita pero profundamente real que atraviesa todas las experiencias humanas: la vida no te da lo que deseas, te da lo que eres. Esta idea, tan simple en apariencia, encierra una de las claves más profundas del cambio personal. Porque mientras sigamos creyendo que lo que queremos depende del esfuerzo o de la estrategia correcta, seguiremos girando en la rueda del hacer desconectado. La verdadera transformación ocurre cuando dejamos de perseguir desde la carencia y comenzamos a vibrar desde la plenitud. Desde lo que somos. Porque ahí es donde entra en juego el principio de resonancia.

La resonancia no es un concepto esotérico. Es un principio físico que dice que dos sistemas que vibran en frecuencias similares tienden a sincronizarse. Lo vemos en la música, en la arquitectura, incluso en la biología. Y también —aunque no siempre sepamos explicarlo— en la vida cotidiana. Cuando una persona vive desde el miedo, atrae experiencias que validan ese miedo. Cuando alguien vive desde la escasez, incluso si logra tener mucho, lo hará con la sensación de que nunca es suficiente. Porque no importa lo que obtengas..., importa desde dónde lo estás generando. Ese desde dónde es lo que define lo que la vida te devuelve.

A veces decimos que «tenemos mala suerte», que «el universo no responde», que «las cosas no fluyen». Pero pocas veces nos preguntamos: ¿desde qué lugar interno estoy emitiendo mi señal? ¿Estoy actuando desde el deseo de compensar una herida o desde la ilusión de expandir lo que ya soy?

La resonancia no responde al deseo consciente, sino a la vibración inconsciente. Y ahí es donde reside su fuerza y su desafío. Porque no se trata de repetir afirmaciones bonitas ni de visualizar lo que quieres mientras por dentro sigues sintiéndote roto.

La vida escucha tu frecuencia más profunda, no tus palabras. Responde a tu estado interno, no a tu lista de metas.

Por eso, cuando una persona trabaja en su ser —cuando sana, cuando se alinea, cuando se reconcilia consigo misma—, la realidad externa comienza a transformarse. Esto sucede no porque haya hecho más, sino porque es diferente. Y al ser diferente, emite otra vibración. Y al emitir otra vibración, resuena con otras personas, otras oportunidades, otras experiencias. Lo que antes parecía lejano, ahora se siente natural. Lo que antes era lucha, ahora es sincronía. La vida no ha cambiado, tú has cambiado la forma en la que te presentas ante ella.

Decía Carl Jung: «No atraes lo que quieres, atraes lo que eres». Y esa es quizá una de las verdades más potentes para quienes estamos en un proceso de transformación. Porque nos recuerda que el trabajo esencial no está fuera, sino dentro. Y que cuando ese trabajo es real, lo de fuera no puede más que alinearse. Porque la vida no te castiga ni te premia. La vida simplemente resuena contigo.

Recuerdo el caso de un hombre que deseaba profundamente una relación estable. Había hecho *todo lo que debía hacerse*: apps de citas, terapia, libros de desarrollo personal, retiros..., pero una y otra vez se encontraba con personas que lo abandonaban o que no se entregaban del todo. Hasta que, en una sesión profunda, pudo ver algo: aunque decía querer una relación, en realidad tenía un miedo inconsciente a la intimidad. Su vibración no era de amor disponible, sino de autoprotección. Ese descubrimiento lo cambió todo. No fue inmediato, pero cuando empezó a trabajar su herida de abandono y a vivir más conectado con su vulnerabilidad, su vibración cambió. Y entonces, sin buscar, conoció a alguien con quien todo fluyó sin esfuerzo. No fue magia. Fue resonancia.

Esto es precisamente lo que ocurre cuando comprendemos que no vibramos solo desde lo que pensamos, sino desde lo que somos en el inconsciente. El principio de resonancia no responde a nuestros deseos conscientes —esa parte que ocupa solo un 5 por ciento de nuestra mente—, sino a nuestro subconsciente, que representa el otro 95 por ciento. Y ese subconsciente no es un espacio neutro: está tejido por nuestras heridas emocionales, nuestras creencias más profundas, las experiencias vividas y también por las lealtades invisibles a nuestros sistemas familiares.

A menudo creemos que deseamos cosas sanas, pero en realidad estamos vibrando desde guiones heredados, desde fidelidades inconscientes a los dolores de nuestra historia. El hijo que sabotea su éxito porque lleva la culpa no resuelta de una madre sacrificada. La mujer que teme la abundancia porque en su familia *tener* fue sinónimo de traición. El emprendedor que no logra que su proyecto avance porque, en el fondo, no se siente merecedor. Estas resonancias ocultas no son castigos, son distorsiones. Como si el alma hablara en un idioma que la razón no entiende del todo, pero que la vida escucha con claridad.

Y es que nuestro subconsciente no vibra en soledad: está en constante interacción con el corazón y con el alma. Cada miedo no sanado, cada herida no mirada, cada creencia heredada y no cuestionada..., puede ser una semilla de distorsión. Una semilla que da fruto en forma de relaciones que no florecen, de salud que se quiebra sin explicación, de proyectos que no arrancan, de caminos que se cierran una y otra vez sin motivo aparente.

Es la profecía autocumplida de la que hablaba Jung. Aquello que no hacemos consciente se manifiesta en nuestra vida como destino. No porque estemos malditos, sino porque estamos desalineados. Por eso, resonar desde el ser implica mucho más que *pensar bonito*. Implica hacer espacio para mirar hacia dentro, limpiar las raíces, cuestionar las lealtades, sanar las heridas. Porque solo cuando la vibración del subconsciente se alinea con lo que el alma es, la vida empieza a responder de verdad. Y esa respuesta no siempre es rápida. Pero cuando llega, ya no hay duda. Porque la vida no te da lo que pides desde la mente. Te da lo que eres en lo profundo. Y lo que eres siempre resuena.

El dolor como motor de cambio

LA CRISIS DE LOS CUARENTA Y LA LEY DE RENDIMIENTOS DECRECIENTES

Durante la primera mitad de la vida, solemos vivir bajo una lógica clara: cuanto más esfuerzo ponemos, mejores resultados obtenemos. Trabajamos más, luchamos más, nos exigimos más..., y todo parece responder: ascensos, reconocimiento, progreso, metas cumplidas. La sociedad aplaude esta dinámica. Se premia la acción, la ambición, el rendimiento.

Pero llega un momento —frecuentemente en la década de los cuarenta, aunque puede presentarse antes o después— en que esa fórmula empieza a fallar. Es como si, de repente, el mismo esfuerzo que antes nos daba frutos, ahora solo produce cansancio. Como si la maquinaria interna empezara a crujir. Las noches sin dormir ya no se recuperan igual. La motivación ya no se enciende con facilidad. Y aparece una pregunta que no se puede evitar: ¿vale la pena todo esto?

Este punto de inflexión puede explicarse a través de una antigua ley económica: la ley de rendimientos decrecientes. Según esta ley, cuando se aumenta repetidamente un mismo recurso —como el trabajo o el esfuerzo— mientras los demás factores permanecen constantes, llega un momento en que cada unidad adicional genera menos resultado que la anterior, hasta que incluso puede producir un efecto contrario.

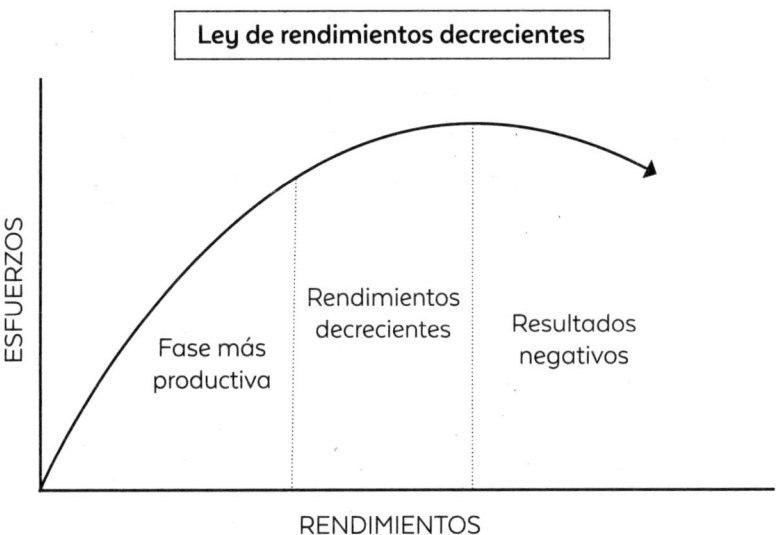

Trasladada a la vida personal, esta ley revela una verdad profunda: los patrones que nos ayudaron a crecer en los primeros años —autoexigencia, perfeccionismo, lucha— si no se transforman, comienzan a desgastarnos. Lo que antes nos daba identidad, ahora nos quita sentido. Y si seguimos forzando esos mismos mecanismos, sin revisar lo que estamos haciendo, no solo dejan de funcionar..., pueden llegar a rompernos.

James Hollis lo explica con claridad: muchas de nuestras decisiones en la juventud fueron tomadas por el yo adaptado, esto es, una versión de nosotros moldeada para encajar, agradar, sobrevivir. Pero, a partir de cierto momento, ese yo adaptado ya no es suficiente. El alma empieza a pedir otra cosa: verdad.

Es aquí donde el dolor se convierte en un motor de cambio. Porque ese cansancio, esa insatisfacción, esa sensación de vacío... no son errores. Son síntomas. Señales de que la vida está pidiendo otro tipo de movimiento, uno menos orientado hacia fuera y más dirigido hacia dentro.

La metáfora del árbol ilustra este momento con belleza. En la juventud, el árbol crece hacia fuera: ramas, flores, altura. Todo es expansión visible. Pero al llegar la madurez, la naturaleza cambia de estrategia. El árbol ya no busca más ramas, sino más raíz. Comienza a ensanchar su tronco, a fortalecer lo invisible porque sabe que, sin base interna, cualquier tormenta puede derribarlo.

Y lo mismo ocurre con nosotros. Si intentamos seguir creciendo solo hacia fuera —más logros, más validación, más control—, sin profundizar nuestras raíces, nos volvemos frágiles. Pero si obedecemos esa llamada silenciosa que nos invita a mirar dentro, entonces el dolor deja de ser enemigo... y se convierte en guía. Cuando esta transición no se honra —cuando seguimos operando con la lógica del yo adaptado, del rendimiento, de la exigencia—, los síntomas no tardan en aparecer. Y lo hacen de forma progresiva, pero implacable, primero como susurros, luego como gritos.

A nivel físico, pueden emerger señales como fatiga crónica, insomnio, tensiones musculares persistentes, trastornos digestivos, contracturas, migrañas... El cuerpo, que durante años fue cómplice de nuestra autoexigencia, empieza a resistirse. Y no porque se haya estropeado, sino porque ya no quiere sostener una forma de vida que no es verdadera. A nivel emocional, surgen estados de vacío, desmotivación, irritabilidad, ansiedad sin causa aparente, tristeza flotante. Nos descubrimos cada vez más reactivos o apáticos. El entusiasmo se apaga. Y, a veces, lo más alarmante es que ya no sentimos placer por lo que antes nos hacía vibrar. A nivel existencial, puede emerger una sensación de extravío, como si lo que hemos construido ya no nos perteneciera. Lo llamamos crisis, pero en realidad es un despertar: el yo profundo empieza a incomodarse con la máscara que hemos sostenido durante años.

Y es que no hay forma de evitarlo: la vida no permite que traicionemos al alma indefinidamente. Lo que no se transforma por consciencia, se transformará por saturación. Lo que no soltamos con amor, se romperá con dolor. Jung fue muy claro al respecto: si no hacemos el giro hacia dentro, si no comenzamos el proceso de individuación —esa integración de lo que hemos dejado en la sombra—, nos quedamos atrapados en una estructura vacía. Podemos tener todo *en orden*: una familia, un trabajo, una imagen respetable..., pero dentro algo se resquebraja.

Esa grieta es la oportunidad. Porque el dolor no llega para castigarnos, sino para invitarnos. Nos llama a volver a casa, a cuestionar lo que damos por sentado, a dejar de vivir como personajes y empezar a vivir como seres humanos completos. Y sí, a veces ese proceso es incómodo. Puede implicar duelos, pérdidas, incomprensión externa. Pero también trae una ganancia que ya no se mide en logros, sino en coherencia, en paz, en verdad.

El problema es que, cuando ignoramos esa llamada y seguimos forzando los antiguos patrones, la vida se vuelve cada vez más áspera. Lo que antes funcionaba, ahora bloquea. Lo que antes era fuente de orgullo, ahora pesa. Y entonces, todo empieza a rendir menos: las relaciones, la salud, la energía, los proyectos. Como en la ley de rendimientos decrecientes, el mismo esfuerzo produce menos resultados... y más sufrimiento. La buena noticia es que el dolor no viene a destruirnos, sino a reordenarnos.

James Hollis, uno de los pensadores contemporáneos más lúcidos sobre la psicología de la madurez, lo expresa con una claridad descarnada: «Muchos llegan a los cuarenta sintiéndose traicionados..., y lo peor es que, sin darse cuenta, se han traicionado a sí mismos». Es una frase que puede doler, pero también puede despertar.

Durante la primera mitad de la vida, tomamos muchas decisiones desde el yo adaptado: elegimos profesiones, vínculos, estilos de vida en función de lo que el entorno esperaba de nosotros. Buscábamos seguridad, pertenencia, éxito, validación. Y funcionaba. Pero al llegar a la mitad del camino, el alma empieza a hacer preguntas incómodas: «¿Esto que tengo... quién lo eligió realmente? ¿Qué parte de mí ha sido silenciada por sostener esta identidad?».

Hollis llama a esta etapa el pasaje medio, una especie de rito de iniciación que no sucede en tribus ni templos, sino en la cotidianidad de una vida que deja de tener sentido tal como estaba planteada. Es un umbral. Una transición que no viene con mapas, pero sí con dirección: hacia dentro.

Por su parte, Erik Erikson, pionero en el desarrollo psicosocial, define esta etapa como el cruce entre generatividad y estancamiento. La generatividad es la capacidad de dar vida a algo más allá del ego: cuidar, enseñar, crear, inspirar, dejar un legado. El estancamiento aparece cuando nos aferramos a los viejos patrones y nos negamos a evolucionar, cuando nos paralizamos y nos resistimos a dejar morir lo que ya no somos. Y es ahí donde aparece el verdadero peligro: quedarse detenidos. Repetir fórmulas vacías. Aumentar la presión, la exigencia, el hacer..., pero ya sin alma. Porque como decía Hollis, «el alma no está interesada en nuestro confort; está interesada en nuestro crecimiento». Y cuando dejamos de crecer hacia dentro, empezamos a marchitarnos por fuera.

Este proceso no es fácil. Puede sentirse como una desorientación total. Como si lo que antes nos sostenía ya no estuviera, y lo nuevo aún no se hubiera revelado. Pero es justamente en ese vacío, en esa pausa entre dos identidades, donde algo más auténtico comienza a emerger. No se trata de un personaje nuevo, sino de un ser más verdadero. La crisis de los cuarenta no es el final de nada. Es el comienzo de una vida más fiel a lo esencial.

El dolor no es un fallo en el sistema. Es el mensajero más honesto que tiene el alma.

En esta etapa de la vida, cuando los antiguos patrones ya no funcionan y la expansión externa comienza a agotarse, el dolor se vuelve inevitable. Pero lejos de ser una señal de que algo anda mal, es una señal de que algo quiere nacer.

Carl Jung lo llamó el proceso de individuación: el viaje hacia convertirnos en quienes realmente somos, más allá del yo adaptado, de las máscaras sociales, de las historias que nos contaron o que nos contamos para sobrevivir. Y ese camino —el más humano, el más profundo— nunca es indoloro, puesto que implica deshacernos de lo que ya no somos. Soltar estructuras que nos dieron identidad. Mirar lo que durante años relegamos a la sombra.

El dolor, entonces, no es un obstáculo en el camino. Es el camino, la grieta por donde entra la luz, el recordatorio de que hay algo que necesita ser atendido, integrado, comprendido. Cada síntoma físico, cada malestar emocional, cada vacío existencial... son expresiones de un alma que ya no quiere seguir siendo ignorada. Y por eso, lo primero que cambia cuando comenzamos a honrar esta etapa es la relación con el dolor: dejamos de verlo como enemigo que eliminar y empezamos a tratarlo como aliado que escuchar. Cambia la pregunta: de «¿Cómo hago para que esto se me pase?» pasamos a «¿Qué parte de mí me está llamando desde aquí?». Porque si algo caracteriza esta transición hacia la madurez interior es que las respuestas rápidas ya no sirven. Ya no nos interesa salir del dolor a cualquier precio. Queremos comprenderlo y que tenga sentido.

Como decía James Hollis: «Toda crisis nos obliga a soltar una ilusión. Lo que queda después, si es auténtico, es el principio de una vida nueva». Y ese principio, aunque no siempre tenga forma al inicio, lleva consigo una fuerza renovadora.

En esta etapa, el alma no pide más confort, pide más verdad. No exige éxito, sino coherencia. No busca tanto respuestas como preguntas que nos despierten. Y el dolor, cuando se mira con respeto, cuando se atraviesa con presencia, se convierte en una alquimia. En una iniciación silenciosa. En una purificación del yo. Porque solo lo que ha sido atravesado puede ser integrado. Solo lo que duele puede volverse sabiduría.

Así comienza la individuación: no como un logro, sino como una entrega. No representa una meta, sino un gesto de fidelidad hacia lo más profundo de lo que somos.

Lucha y parálisis crónicas: extremos que enferman

Si el dolor es una puerta hacia el cambio, el cuerpo es el mensajero más directo de ese proceso. Y cuando ignoramos durante demasiado tiempo lo que nuestra alma nos viene susurrando, el sistema nervioso toma el mando. No como castigo, sino como un mecanismo de protección desesperado.

La teoría polivagal, desarrollada por Stephen Porges, nos ofrece una comprensión profunda de cómo nuestro sistema nervioso autónomo responde al entorno y cómo esas respuestas moldean no solo nuestra conducta emocional, sino también nuestra salud física. Ya no hablamos solo de estrés en términos generales: hablamos de tres sistemas distintos que se activan según cómo interpretamos el mundo que nos rodea.

Cuando percibimos seguridad, se activa el sistema vagal ventral mielinizado: el estado de conexión, creatividad, apertura, negociación, juego. Nuestro rostro se relaja, la voz se suaviza, el corazón se regula. Es el estado donde somos más humanos.

Cuando el entorno se percibe como amenazante, entramos en modo simpático: lucha o huida. Se activan la adrenalina, la hipervigilancia, el impulso a defendernos o escapar.

Pero cuando la amenaza se siente ineludible, cuando no hay salida posible, se activa el sistema más primitivo: el vagal dorsal no mielinizado. Es el sistema de la parálisis: el cuerpo se apaga, la energía se colapsa, nos congelamos.

Este tercer estado, que evolutivamente compartimos con los reptiles, tiene una función biológica clara: conservar la vida cuando ya no es posible actuar. Es lo que hace una presa cuando se finge muerta ante un depredador. Pero en el ser humano moderno, cuando esta respuesta se cronifica, puede convertirse en un estado devastador. Cuando quedamos atrapados en una parálisis sostenida, lo que en un inicio fue una reacción adaptativa se convierte en un terreno fértil para la enfermedad. Se desregula el sistema inmune, la inflamación se vuelve crónica, aparecen alteraciones digestivas, fatiga profunda, dolor persistente y estados depresivos difíciles de revertir. Muchas veces este cuadro es etiquetado como fibromialgia, fatiga crónica o trastornos funcionales sin una causa *orgánica* clara.

Por otro lado, si quedamos atrapados en la lucha crónica, el cuerpo también paga un precio alto: insomnio, ansiedad, hipertensión, patología cardiovascular, agotamiento nervioso. El sistema nervioso simpático, diseñado para activarse en breves emergencias, termina trabajando horas extras, día tras día... hasta que colapsa.

Ambos extremos —la hiperactivación y la desconexión total— tienen algo en común: nos alejan del centro, de la posibilidad de regularnos, de volver a la presencia. Son intentos fallidos del cuerpo por protegernos cuando ya no encontramos otra salida.

Un ejemplo sencillo puede ilustrarlo: imagina que cruzas un paso de peatones y ves venir un coche a gran velocidad. Por un instante, te microparalizas —el sistema dorsal se activa—. Luego, reaccionas: corres, saltas, te salvas —entra en juego el sistema simpático—. Y una vez que estás a salvo, cuando el peligro ha pasado, el cuerpo suelta, respira, vuelve a su ritmo natural. Se activa el vago ventral. Regresan la paz y la seguridad.

Esto es lo que debería ocurrir de forma natural: una respuesta específica, proporcional y a tiempo. Pero cuando vivimos atrapados en patrones antiguos, emociones no digeridas o contextos hostiles sostenidos, ese ciclo no se cierra. Y el cuerpo queda estancado en el modo de emergencia. Una y otra vez se activa como si estuviera en guerra, incluso cuando no hay una amenaza real. Es como si el sistema nervioso hubiese olvidado cómo volver a casa.

Pero la salida existe, y no es genérica ni abstracta. Es una salida específica, proporcional y a tiempo. Así lo vimos ya en el capítulo sobre el alineamiento: no se trata de hacer cualquier cosa, ni de hacer mucho, sino de hacer lo que toca, en el momento adecuado, con la intensidad justa. Esta es la fórmula que permite salir del bloqueo o de la sobrecarga. Es la que reactiva el sistema de recompensa interno y estimula el nervio vago ventral mielinizado, que nos devuelve al estado de conexión, calma activa y claridad.

Como bien explica mi compañero y amigo Antonio Valenzuela, autor de *Estimula tu nervio vago*, cuando logramos salir de la lucha o de la parálisis y entrar en un estado de respuesta proporcional, el cuerpo experimenta una recompensa. El sistema de búsqueda —ese circuito motivacional que nos impulsa a actuar— se reactiva y aparece la paz no como algo forzado, sino como una consecuencia biológica. Cuando el vago se activa, el alma vuelve al cuerpo, como él afirma. Pero para que esa activación ocurra, hace falta mirar hacia dentro, sanar las heridas que distorsionan nuestras respuestas, identificar las lealtades familiares inconscientes que nos llevan a luchar por cosas que no nos pertenecen, o a quedarnos congelados en situaciones que ya no tienen vida.

Pensemos en el caso de una mujer diagnosticada con fibromialgia. Quizá lleve años en un trabajo que la desgasta o en una relación tóxica, pero no se mueve. Tiene miedo. Miedo al juicio, al abandono, a equivocarse. Quizá aprendió desde niña a no molestar, a no romper nada, a no tomar decisiones. Y ese guion interno la ha llevado a la parálisis emocional. No puede avanzar, pero tampoco retroceder. Y el cuerpo, en esa parálisis sostenida, empieza a gritar: inflamación, fatiga, dolor, depresión, alteraciones digestivas..., no como castigo, sino como la consecuencia fisiológica de una decisión no tomada.

Por otro lado, pensemos en el emprendedor o empresario que vive en lucha crónica, que trabaja veinticuatro horas al día, siete días a la semana, buscando llenar un vacío que ni siquiera sabe nombrar. Quizá arrastre la necesidad de demostrar, de salvar a alguien, de cumplir con una expectativa invisible. Pero el sistema simpático, activado sin descanso, lo lleva al borde del colapso: insomnio, hipertensión, ansiedad, desgaste emocional, enfermedades cardiovasculares.

En ambos casos, la enfermedad no es el problema en sí, sino el síntoma de un sistema que lleva demasiado tiempo desconectado del ser. La salida no pasa por forzar un cambio drástico ni por precipitar decisiones desde el agotamiento. No se trata de abandonar la empresa de un día para otro, ni de terminar una relación o dejar un trabajo sin haber hecho antes un proceso de integración interna. El problema no es tomar decisiones —de hecho, en muchos casos serán necesarias y profundamente liberadoras—, sino desde dónde las tomamos. Porque si quien ha vivido en lucha crónica suelta de golpe esa hiperactividad sin haber comprendido lo que la sostenía —las heridas, las lealtades, los miedos—, el cuerpo puede reaccionar de forma abrupta: enfermedades autoinmunes, depresiones agudas, crisis existenciales. No porque haya dejado de luchar, sino porque no ha sanado aquello que le hacía luchar. Y lo mismo ocurre con la parálisis: si una persona que lleva años en una situación de inmovilidad forzada actúa impulsivamente solo para salir del malestar, sin haberse fortalecido desde dentro, corre el riesgo de volver al mismo tipo de patrón... o a uno peor.

Por eso, antes de soltar, necesitamos empoderarnos desde lo verdadero. Mirar hacia dentro, comprender el sentido profundo de lo que hemos vivido, sanar las raíces, y entonces sí: soltar, actuar, decidir. No debemos hacerlo como una huida o por hartazgo..., sino porque ya estamos listos para dar ese paso desde la claridad y el amor propio. A medida que esa transformación ocurre, el cuerpo lo celebra, el sistema nervioso se reorganiza y el vago ventral comienza a activarse con más frecuencia. Aparecen momentos de paz que no son evasivos ni artificiales, sino auténticas señales fisiológicas de que el alma empieza a encontrar su lugar en el cuerpo.

En ese nuevo estado, las acciones dejan de nacer desde la urgencia o la desesperación. Comienzan con microacciones conscientes, pequeñas decisiones que devuelven poder y presencia. Y aunque parezcan mínimas, son profundamente transformadoras porque están alineadas con lo que uno es. Son semillas. Con el tiempo, si esa transformación interna sigue su curso, la vida puede pedirnos una acción mayor: dejar una relación, soltar un proyecto, tomar una decisión que hasta entonces parecía imposible. Pero esa acción ya no nace del forzamiento, ni de una huida disfrazada de cambio. Nace desde un lugar sólido, integrado. Desde el alma, no desde la máscara. Desde luego, si no hay un proceso real de sanación interior, lo más probable es que repitamos el mismo patrón. Cambiamos de relación, pero entramos en una más tóxica. Cerramos una empresa, pero abrimos otra con el mismo vacío estructural. Y el cuerpo, una vez más, volverá a avisar.

Por eso, la verdadera transformación no empieza con el cambio externo, sino con una fidelidad interna que, tarde o temprano, lleva a una acción de soltar natural. No porque haya que hacerlo, sino porque ya no hay nada que sostener. Porque el ser se ha hecho tan claro que lo que no resuena simplemente cae. Y ahí, en ese espacio limpio, puede comenzar otra vida que acaso no esté libre de desafíos, pero sí anclada en lo verdadero.

A continuación, te comparto una **gráfica simplificada** que representa con claridad los distintos estados del sistema nervioso autónomo y cómo, dependiendo de cómo percibamos el entorno, podemos transitar entre ellos de forma adaptativa..., o quedar atrapados en uno de los extremos, lo que lleva a la enfermedad.

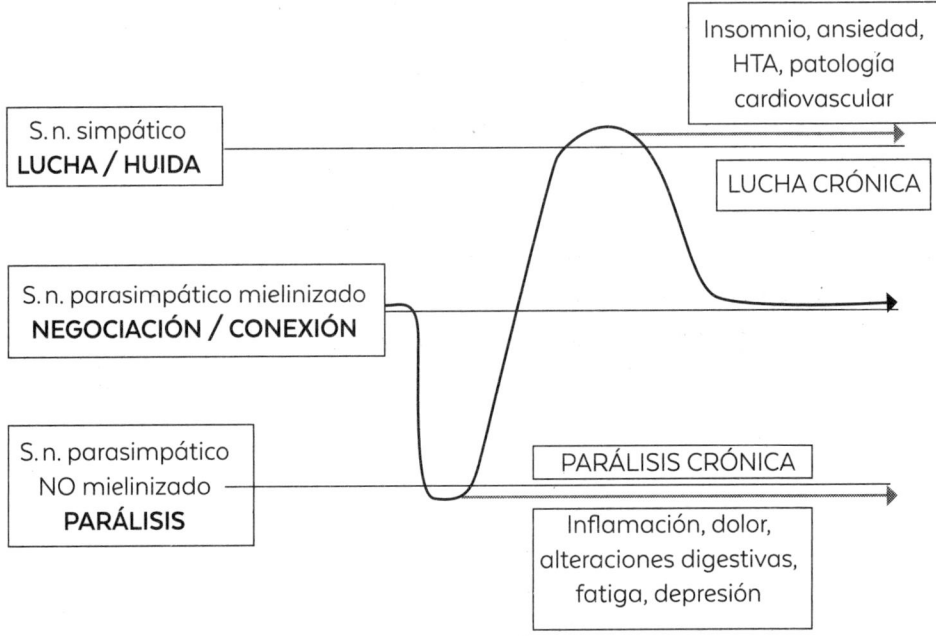

Esta gráfica muestra tres grandes modos de funcionamiento del sistema nervioso autónomo:

- **Lucha o huida (sistema nervioso simpático):** cuando percibimos un peligro del que aún podemos escapar o defendernos, el cuerpo se activa, esto es, suben la adrenalina, el ritmo cardiaco, la tensión. Esta activación es útil si es breve, pero si se mantiene en el tiempo, se convierte en lucha crónica, con síntomas como insomnio, ansiedad, hipertensión o patologías cardiovasculares.

- **Parálisis (sistema nervioso parasimpático no mielinizado):** si el peligro se percibe como ineludible, el cuerpo se apaga. Entramos en un estado de colapso, inmovilidad o disociación. Esta respuesta también es adaptativa en momentos extremos, pero si se cronifica, da lugar a inflamación, dolor, alteraciones digestivas, fatiga y depresión.

- **Conexión y negociación (sistema nervioso parasimpático mielinizado, vago ventral):** es el estado óptimo. Aquí sentimos seguridad, presencia, apertura al vínculo, calma activa y claridad. Este estado permite que el cuerpo se autorregule y se mantenga en salud.

La curva que ves representa el tránsito natural del sistema nervioso: podemos movernos desde el estado de conexión (vago ventral) a caer brevemente en parálisis si la situación lo requiere (vago dorsal), para luego reaccionar y activar, de forma específica, proporcional y a tiempo, la respuesta de lucha/huida ante una amenaza (simpático). Si la reacción es adecuada, regresaremos al centro —al vago ventral— una vez que la amenaza se haya resuelto.

También es posible pasar del vago ventral al simpático directamente y luego volver, sin necesidad de caer en la parálisis, si el sistema está regulado y la amenaza es asumible. Lo importante no es evitar el estrés, sino poder transitar por él y regresar al centro.

El problema aparece cuando ese ciclo no se cierra, cuando nos quedamos atrapados en lucha o en parálisis, y el cuerpo permanece activado o colapsado sin encontrar la vía de salida. Entonces, la salud física, emocional y relacional comienza a deteriorarse. El cuerpo ya no responde con flexibilidad, sino con rigidez; ya no adapta, sino que se instala en la defensa.

Por eso, comprender este mapa interno es esencial. Cuando sabes dónde estás, puedes empezar a encontrar el camino de regreso.

Ejercicio práctico: ¿Estás en lucha crónica o en parálisis persistente?

A continuación, te invito a que te tomes unos minutos y respondas con honestidad a estas preguntas. No se trata de diagnosticarte, sino de empezar a escuchar los mensajes de tu cuerpo y tu sistema nervioso.

Si estás en lucha crónica...

- ¿Te cuesta parar, incluso cuando estás agotado?
- ¿Sientes que, si dejas de esforzarte, algo malo pasará?
- ¿Tienes dificultades para dormir o te despiertas con la mente acelerada?
- ¿Vives con una sensación constante de urgencia, presión o «no llego»?
- ¿Tu cuerpo muestra signos de tensión constante (mandíbula apretada, espalda rígida, digestión alterada)?
- ¿Te cuesta delegar, confiar, pedir ayuda?
- ¿Sientes que necesitas «producir» o «lograr» para sentirte valioso?

Si estás en parálisis persistente...

- ¿Postergas decisiones importantes por miedo al conflicto o al error?
- ¿Te sientes frecuentemente sin energía, sin motivación, con ganas de desaparecer?
- ¿Tienes síntomas de fatiga crónica, dolores difusos, digestión lenta, sensación de pesadez?
- ¿Te cuesta expresar lo que sientes o poner límites?
- ¿Sientes que tu vida está en pausa, como si estuvieras observando desde fuera?
- ¿Te resulta difícil imaginar un cambio, incluso si sabes que algo no va bien?
- ¿Te paraliza la idea de perder algo si actúas: amor, seguridad, imagen, estabilidad?

Si al responder te sientes identificado con varias preguntas de un grupo, es probable que ese sea tu patrón dominante. Y es importante recordar: no estás roto, estás adaptado. Tu cuerpo encontró esa forma de funcionar para protegerte, pero ahora puede elegir otra.

La consciencia es el primer paso para la transformación. Saber dónde estás te permite empezar a decidir hacia dónde quieres ir.

Los seis escalones de la transformación personal

Toda transformación profunda se construye paso a paso, o sea, no como una revolución súbita, sino como una reorganización progresiva del ser. Este proceso, representado como una escalera ascendente, nos invita a pasar del automatismo inconsciente a una vida con alineamiento. Cada escalón de la escalera es un nivel de consciencia, pero también un desafío. No se puede ascender saltando peldaños sin perder dirección ni estabilidad. Subir implica implicarse con lo que duele, con lo que llama, con lo que aún no hemos mirado.

No basta con desear cambiar. La intención es solo el primer impulso. Luego viene lo real: mirar, comprender, actuar y reconfigurar. Este camino explica por qué tantos inicios se apagan. Y, sobre todo, cómo encender un proceso que no se apague. Un proceso que no sea solo momentáneo, sino que se convierta en una transformación arraigada, visible y vivida. De dentro hacia fuera. De verdad.

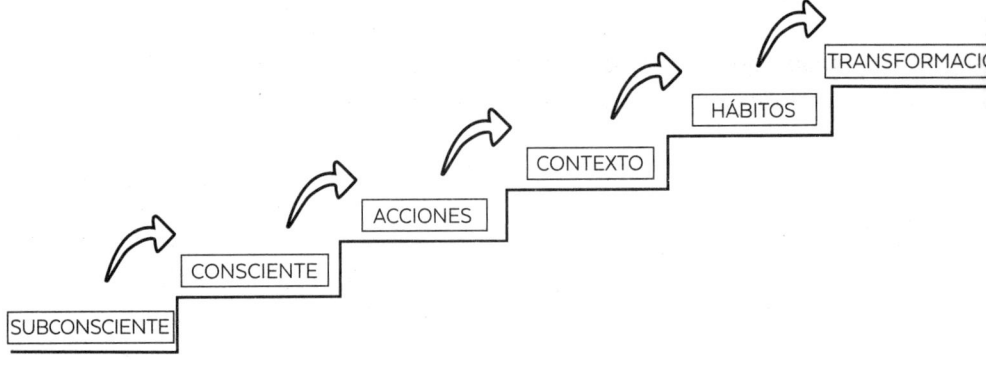

1. EL SUBCONSCIENTE

«Hasta que lo inconsciente no se haga consciente,
el subconsciente seguirá dirigiendo tu vida
y tú le llamarás destino».

CARL GUSTAV JUNG

En el primer escalón habita todo aquello que nos condiciona sin que nos demos cuenta: heridas, creencias, lealtades invisibles, patrones aprendidos, memorias emocionales. El subconsciente es donde se alojan los verdaderos guiones de nuestra vida, donde se forman los «quiero X, pero hago Y».

Nuestro sistema de recompensa, nuestras motivaciones profundas y hasta nuestros síntomas físicos se ven afectados por esos nudos neurológicos no resueltos. Muchas veces, esas contradicciones internas no se resuelven porque intentamos cambiar desde la razón, cuando el conflicto real vive en otra capa: la del cuerpo, la de la emoción, la de la memoria. Y es que el subconsciente no se expresa con ideas, sino con sensaciones corporales: presión en el pecho, ansiedad difusa, insomnio, dolores crónicos, síntomas gastrointestinales...

Todo aquello que *no entendemos* de nuestro cuerpo, probablemente está hablando el lenguaje del subconsciente.

Llenamos vacíos con comida, con ruido, con ocupación, con relaciones…, porque nos da miedo mirar lo que duele. Pero mirar es el primer paso para liberar. Como bien dice Danièle Flaumenbaum: «El vacío no es ausencia, es hacer lugar para que la novedad pueda suceder».

Técnicas útiles en el escalón del subconsciente

Para acceder al subconsciente no basta con pensar. Hay que descender donde la mente racional no llega, y eso implica usar herramientas que actúan sobre el cuerpo, la emoción y la memoria profunda. Estas son algunas de las más efectivas:

- **Visualización profunda:** accede a contenidos simbólicos y emocionales que están fuera del alcance de la mente lógica. A través de imágenes, permite deshacer bloqueos y resignificar experiencias.
- **Hipnosis clínica:** facilita un estado de relajación en el que el subconsciente está más receptivo a nuevas asociaciones y donde pueden explorarse creencias o traumas sin las barreras del juicio consciente.
- **Brainspotting:** utiliza la posición ocular para localizar puntos de acceso neuroemocional. Permite liberar traumas y bloqueos al activar redes neuronales específicas relacionadas con experiencias no procesadas.
- **EMDR (desensibilización y reprocesamiento por movimientos oculares):** integra recuerdos traumáticos que quedaron fragmentados en el sistema nervioso, permitiendo al cerebro reorganizar esa información de forma funcional.
- **Constelaciones familiares:** revelan dinámicas ocultas en el sistema familiar que actúan inconscientemente en nuestra

vida. Ponen en escena lealtades invisibles y permiten liberar cargas que no nos corresponden.

- **Terapia transgeneracional:** explora cómo los traumas y las vivencias no resueltas de generaciones anteriores siguen actuando en nuestro presente. Al reconocerlas, se abre la posibilidad de elegir un destino distinto.

Estas técnicas no buscan entender, buscan liberar, porque lo que el subconsciente guarda no necesita ser analizado, sino sentido, reconocido y transformado desde la experiencia vivencial.

2. EL CONSCIENTE

El paso a la consciencia no es simplemente un acto de observación racional. Es una revelación interior, el momento en el que algo que estaba operando desde las sombras —una creencia, un patrón, una herida— se hace visible. Y no solo visible, se hace evidente emocionalmente. Ese momento lo llamamos eureka.

El eureka no es una idea, sino una experiencia emocional de claridad. Una especie de encaje perfecto entre piezas que estaban dispersas dentro de nosotros. De pronto, algo que nos condicionaba desde el subconsciente —y que de forma redundante seguía dirigiendo nuestras decisiones— se ilumina, se reconoce y nos conmueve. No hay verdadera transformación si antes no nos hemos emocionado con la comprensión de lo que nos pasaba.

Este eureka es más que una toma de consciencia: es un anclaje. Es el momento a partir del cual ya no podemos volver atrás con la misma inocencia, con el mismo autoengaño. Se ha producido un cambio en la estructura profunda de nuestro cerebro, de nuestra biología, de nuestra alma. Nos hemos visto con verdad. Y esa verdad genera movimiento.

Desde ahí nace la motivación genuina para el cambio, que no impuesta, no forzada, sino endógena. Orgánica. El eureka es lo que alimenta el plan y da sentido al camino. Genera adherencia emocional al proceso, incluso cuando duele, incluso cuando cuesta.

Además, este momento emocional es el que nos compromete con lo que vendrá: las acciones. Porque sin compromiso emocional, las acciones se vuelven débiles, dispersas, interrumpidas. Pero cuando el eureka ha hecho su trabajo, algo dentro de nosotros dice: «Sí». Y ese sí es el que sostiene los primeros pasos, que, al principio, serán microacciones conscientes, pequeños gestos que nos devuelven poder, presencia y coherencia. Sin embargo, si la transformación sigue su curso, es posible que nos lleve a la necesidad de tomar alguna macroacción como veremos en el siguiente escalón. Y será ese compromiso emocional, nacido del eureka, el que nos mantendrá firmes cuando llegue ese momento.

Técnicas útiles en el escalón del consciente

Una vez que se ha hecho visible un patrón subconsciente, lo siguiente es entenderlo en profundidad y reencuadrarlo desde un lugar de claridad. Para ello, hay enfoques terapéuticos que facilitan ese cambio de perspectiva:

- **Deep learning:** aprendizaje profundo que empodera al paciente al darle comprensión clara sobre lo que le ocurre y por qué. Saber qué te pasa es el inicio de poder transformarlo.
- **Terapia hablada:** conversaciones significativas que generan lucidez, especialmente cuando se dirigen preguntas claves, se sostienen silencios y se atienden las ventanas de oportunidad emocional.
- **PNL (programación neurolingüística):** técnicas como el reencuadre o el uso de metáforas, que acceden a niveles neurológicos profundos y permiten ver la realidad desde ángulos transformadores.
- **Terapia breve estratégica:** ejercicios concretos como la prescripción del síntoma o el de la peor pesadilla, que movilizan emocionalmente al paciente y generan nuevas comprensiones.
- **Gestalt:** una terapia centrada en la toma de consciencia del presente, que promueve mayor contacto con la experiencia emocional, el cuerpo y el pensamiento, y permite decisiones más alineadas y conscientes.

3. LAS ACCIONES

La consciencia sin acción se convierte en frustración. Por eso, tras el eureka del escalón anterior, lo que toca ahora no es pensar más, sino empezar a moverse, pero no desde el impulso ni desde la prisa, sino desde esa claridad interior que nos susurra: «Ya no puedo seguir haciendo lo mismo».

Este escalón comienza con microacciones conscientes. Son gestos pequeños pero potentes que marcan el inicio de una nueva dirección. Decir que no. Levantarte cinco minutos antes. Llamar a alguien que sabes que necesitas llamar. Comer distinto. Cambiar una palabra al hablar de ti mismo. Microacciones que, aunque parezcan diminutas, envían al sistema nervioso una señal de poder interno recuperado. Y, lo más importante: no se hacen desde el deber, sino desde la conexión con lo que hemos comprendido y sentido. Por eso son sostenibles en el tiempo, puesto que están alineadas con el ser.

A veces, la vida nos regala equilibrio solo con eso: con pequeñas correcciones que reordenan nuestro campo interno. Pero en muchas ocasiones —y especialmente cuando llevamos años viviendo en la madriguera de la nutria—, estas microacciones nos llevan poco a poco a un escenario donde se vuelve necesario tomar una macroacción.

Una macroacción es un movimiento estructural, un cambio de base, y suele tocar alguna de estas cuatro áreas clave de la vida:

- las relaciones más frecuentes (las cinco personas con las que más tiempo pasas)
- la pareja
- el trabajo
- el lugar de residencia

Estas cuatro áreas son determinantes porque definen el campo de resonancia donde vibramos a diario. Y lo más poderoso es que —a diferencia de otros factores como el dinero, que depende de múltiples variables—, estas decisiones dependen al cien por cien de nosotros. Son elecciones, no consecuencias.

Cuando cambias una de estas estructuras, cambias tu vida. No desde fuera, sino desde dentro porque estás afirmando: «Elijo con quién estar, cómo vivir, dónde crecer y qué quiero construir». Es un acto de amor propio. Y, a veces, de valentía radical. Eso sí: esas macroacciones solo serán estables si han sido precedidas por el proceso interior que ya venimos haciendo. Si no, corremos el riesgo de repetir la historia: dejar una pareja y buscar otra igual, salir de un trabajo para terminar en uno peor, cambiar de ciudad sin haber cambiado de narrativa. Por eso las microacciones son el entrenamiento y las macroacciones, cuando llegan, son la consecuencia natural de haber cambiado por dentro. No se fuerzan. Se revelan.

Técnicas útiles en el escalón de las acciones

Para que una transformación pase del plano emocional al plano real, necesitamos estructura y compromiso práctico. Las siguientes herramientas no solo impulsan el movimiento, sino que generan un entorno interno y externo que favorece la acción coherente:

- **Establecimiento de objetivo:** definir con claridad qué quiero lograr, desde dónde y para qué. El objetivo no es solo una meta externa, sino una dirección alineada con el nuevo nivel de consciencia. Cuanto más preciso, emocionalmente relevante y conectado esté con el ser, más movilizador será.
- **Diseño del plan:** una vez que el objetivo está claro, necesitamos traducirlo en pasos. El diseño del plan implica dividir lo grande en lo manejable. Pensar en fases, tiempos, apoyos

necesarios. Un plan no es rigidez, es estructura al servicio del movimiento.

- **Técnicas conductuales:** son las que ayudan a integrar nuevas rutinas, eliminar hábitos que ya no resuenan y entrenar la coherencia entre intención y acción. Se basan en la repetición, los microajustes y los refuerzos positivos. Hacer, repetir, adaptar.
- **Coaching:** acompaña el proceso de forma pragmática y emocional. El coach ayuda a enfocar, a detectar bloqueos, a mantener el rumbo cuando aparecen dudas o retrocesos. No dirige, sino que potencia el compromiso con uno mismo.
- **Accountability (compromiso externo):** compartir el proceso con alguien que nos recuerde lo que hemos elegido. Puede ser un terapeuta, un amigo consciente, un grupo de transformación. Lo importante no es el juicio, sino la presencia que nos refleja y nos ancla.
- **Indicadores:** son señales que nos permiten verificar si estamos avanzando. No se trata solo de resultados externos, sino también de cambios internos: «¿Cómo me siento? ¿Qué emociones aparecen? ¿Qué me cuesta más? ¿Qué estoy aprendiendo?». Los indicadores nos ayudan a ajustar sin abandonar.

Estas herramientas permiten que el cambio no quede en una intención difusa, sino que se materialice en la realidad diaria, ya que lo que no se concreta, no transforma. Y toda acción consciente es un acto de amor hacia lo que queremos llegar a ser.

4. EL CONTEXTO

Si los tres primeros escalones nos invitan a mirar hacia dentro —subconsciente, consciencia y acción—, este cuarto escalón empieza a modificar lo que nos rodea. Cuando cambiamos desde dentro, la vida también empieza a reordenarse por fuera.

El contexto no es algo menor. Es el entorno donde se cristalizan nuestros hábitos, nuestras relaciones, nuestras decisiones. Y lo que muchos no comprenden es que el contexto tiene un poder inmenso sobre nuestra conducta. Incluso cuando creemos tener fuerza de voluntad, si estamos insertos en un entorno que no favorece el cambio, tarde o temprano volvemos a caer.

El autor James Clear lo explica con claridad en su libro *Hábitos atómicos*. Uno de los ejemplos más potentes que menciona es el caso de los soldados estadounidenses que consumían heroína durante la guerra de Vietnam. Las tasas de adicción eran altísimas. Sin embargo, cuando esos mismos soldados regresaron a casa, la gran mayoría dejó el consumo sin necesidad de tratamiento médico. ¿La razón? Habían cambiado de contexto. Ya no estaban en el mismo entorno de tensión, trauma, violencia y disponibilidad de la sustancia. El contexto lo era todo.

Por eso, este escalón representa el punto en que la suma de microacciones más la macroacción —cuando esta ha sido necesaria— produce inevitablemente un nuevo entorno vital. Un contexto que ya no nos empuja hacia lo que éramos, sino que nos impulsa hacia nuestro nuevo yo.

Esto se concreta, especialmente, cuando se transforman algunos de los cuatro pilares clave a los que hemos aludido en la página 204.

Cuando uno o varios de estos factores cambian —desde una elección consciente, no reactiva— el contexto se modifica radicalmente. Y con él, cambia el campo emocional, energético y práctico en el que nos desenvolvemos.

Este nuevo contexto no es el final del camino, representa en cambio la plataforma de despegue. Es el trampolín hacia una vida distinta, en la que las decisiones no tienen que forzarse a cada paso, porque el entorno empieza a sostener (acompañar, facilitar, resonar con) el cambio que ya hemos hecho por dentro.

Aquí empieza la verdadera estabilidad del nuevo yo.

Técnicas útiles en el escalón del contexto

El contexto no se cambia solo con intención. Se transforma con decisiones conscientes y acciones estructurales. Estas herramientas ayudan a generar un entorno que favorezca la evolución, no la repetición:

- **Análisis de entorno y relaciones**: hacer una revisión honesta de los espacios que habitamos y las personas con las que más tiempo compartimos. ¿Nos expanden o nos apagan? ¿Nos inspiran o nos drenan?
- **Mapeo de las cuatro áreas clave**: revisar específicamente los pilares transformadores, es decir, la pareja, las relaciones habituales, el trabajo y el lugar de residencia. Evaluar cuánto resuenan con el nuevo yo que estamos construyendo.
- **Visualización del *día ideal* en un nuevo entorno**: una técnica que permite proyectar emocionalmente cómo sería vivir en un contexto alineado. Esto ayuda a despertar motivación interna y claridad sobre lo que sí queremos.
- **Microajustes estratégicos en el entorno**: no siempre es necesario un cambio grande e inmediato. A veces basta con modificar horarios, reorganizar espacios, establecer límites relacionales o crear entornos de transición hacia una decisión mayor.
- **Regulación energética del espacio**: incluir elementos que eleven la vibración del lugar donde vivimos o trabajamos, como el orden, la luz, la naturaleza, la belleza, el silencio, la presencia consciente. Un entorno armonizado favorece una mente en calma.

Cambiar el contexto es reclamar el derecho a vivir en un ecosistema que te impulse, no que te arrastre. Porque el entorno correcto no solo sostiene el cambio: lo amplifica.

5. LOS HÁBITOS

Uno de los errores más comunes al intentar cambiar es creer que podemos transformar nuestros hábitos desde la pura voluntad.

Pero la verdad es otra: los hábitos no se fuerzan, se facilitan generando un contexto adecuado que permita, finalmente, integrarlos como costumbre sin esfuerzo.

Cuando, en el escalón anterior, hemos tomado decisiones estructurales respecto a nuestras relaciones, pareja, trabajo o lugar de residencia, no solo cambia el entorno físico o social. Cambia también el campo emocional y energético en el que vivimos. Y ese nuevo campo genera una atmósfera más propicia para que emerjan nuevos hábitos.

Un contexto más alineado con lo que somos facilita unos hábitos más alineados con lo que queremos ser. Es más fácil leer si vives rodeado de libros y silencio que si compartes casa con gritos y pantallas. Es mucho más fácil incorporar el ejercicio físico en una comunidad donde la mayoría de las personas cuidan su cuerpo, salen a caminar, corren o se mueven al aire libre, que en un entorno donde la inercia es el sedentarismo. Y es mucho más sencillo comer con consciencia en un lugar donde se valora la nutrición, se habla de salud y se prioriza lo natural, que en un contexto donde lo habitual es consumir comida ultraprocesada, refrescos y alcohol sin ninguna consciencia ni cuestionamiento. No se trata solo de intención, sino de ecosistema.

James Clear lo explica magistralmente en *Hábitos atómicos*: «No nos elevamos al nivel de nuestras metas, caemos al nivel de nuestros sistemas». Y el sistema más potente que tenemos es el contexto. Por eso, al llegar a este escalón, no hay que empezar desde el sacrificio, sino aprovechar la ola. El nuevo entorno, si ha sido elegido desde la verdad, empuja suavemente hacia hábitos nuevos. Hábitos que consolidan el cambio, que ya no se viven como esfuerzo, sino como extensión natural del nuevo yo.

Aquí el trabajo no es exigirse más. Es crear ritmos que nos recuerden lo que ya elegimos. Es permitir que la repetición diaria moldee nuestra biología, nuestros vínculos, nuestra identidad.

Cada hábito es una declaración silenciosa: «Esta es la vida que estoy eligiendo vivir». Y cuando esa declaración se repite día tras día, el cambio ya no es un deseo: es una forma de habitar el mundo.

Técnicas útiles en el escalón de los hábitos

Muchas de estas estrategias han sido ampliamente desarrolladas por James Clear en su ya mencionado libro *Hábitos atómicos*, una obra que ha transformado la forma en que entendemos la creación de hábitos duraderos. Su enfoque, claro y aplicable, demuestra que los grandes cambios no vienen de decisiones heroicas, sino de pequeños ajustes inteligentes repetidos cada día.

Una vez que el contexto está a favor del cambio, el siguiente paso es diseñar hábitos que funcionen en la práctica, no desde la exigencia, sino desde la inteligencia emocional y conductual. Estas son algunas de las técnicas más efectivas:

- **Vincular un hábito nuevo a uno ya establecido:** esta técnica, llamada apilamiento de hábitos, consiste en encadenar el nuevo comportamiento a una rutina existente. Ejemplo: «Después de cepillarme los dientes, medito dos minutos». Aprovecha lo que ya haces como ancla para lo que quieres incorporar.
- **Hacerlo fácil:** cuanto más complejo es un hábito al inicio, más posibilidades hay de abandonarlo. Empezar con versiones mínimas es clave: una sentadilla, una página de lectura, una respiración consciente. Lo importante no es cuánto haces, sino no romper la cadena.

- **Hacerlo atractivo:** si el hábito tiene un componente que disfrutas, lo mantendrás con más facilidad. Esto puede implicar música, compañía, espacios agradables o incluso recompensas emocionales inmediatas como el orgullo de haber cumplido.
- **Diseñar un ecosistema que lo favorezca:** como vimos antes, el entorno es clave. Tener a mano lo que facilita el hábito (ropa deportiva visible, comida sana al alcance, el libro en la mesilla de noche) reduce la fricción y aumenta la adherencia.

- **Recompensarte de forma consciente:** cada vez que repites un hábito alineado, date cuenta. No hace falta premiarte con cosas, basta con anclar una emoción: «Esto soy yo eligiendo desde la nueva versión de mí». Esa consciencia crea dopamina endógena, el combustible del cambio sostenido.
- **Tener un sistema de seguimiento o visibilidad:** llevar un registro, marcar un calendario, compartir el proceso con alguien..., cualquier forma de ver tu progreso ayuda a mantenerte en marcha, incluso en días bajos.

Los hábitos no son un fin en sí mismos. Son vehículos del ser. Y diseñarlos con intención es construir el puente diario entre la persona que hemos sido y la que estamos eligiendo ser.

6. LA TRANSFORMACIÓN

Este último escalón no es una metáfora, sino una evidencia porque una verdadera transformación personal deja rastro en la realidad. No es solo un cambio de ideas, ni un despertar de consciencia. Es algo que se puede ver, tocar, medir y vivir. Como la oruga que se convierte en mariposa: no necesita explicarlo, porque su forma, su vuelo y su color hablan por ella.

Decir que hemos cambiado no sirve de nada si nuestras acciones, nuestro entorno, nuestros hábitos y nuestras elecciones siguen siendo los mismos. Puedes leer cien libros, ir a todos los retiros, escuchar todos los pódcast..., pero si sigues rodeado de las mismas personas que te drenan, en un trabajo que te apaga, en una relación que te apaga, comiendo, actuando y viviendo como siempre, no has transformado tu vida, solo la has intelectualizado.

Este último escalón es un espejo honesto. Nos obliga a mirar con verdad qué ha cambiado realmente. Y nos recuerda que el cambio verdadero no es discursivo, es estructural. Se refleja en:

- tus acciones
- tu contexto
- tus hábitos
- tus relaciones
- tu pareja
- tu trabajo
- tu lugar de residencia
- tu día a día, en especial

No se trata de perfección. Se trata de coherencia.

Y también de paciencia. Porque una transformación profunda no ocurre en una semana ni en un mes. Cuando alguien está en lo que podríamos llamar la madriguera de la nutria —ese lugar donde la vida se ha vuelto disfuncional, donde todo se repite sin sentido—, el camino de transformación puede tomar entre doce y dieciocho meses, a veces más, porque reorganizar desde la raíz lleva tiempo. Es como cambiar los cimientos de una casa mientras sigues viviendo dentro.

La transformación no ocurre en un solo día. No hay una meta gloriosa a la que se llega y se celebra. Es un proceso, una secuencia de decisiones conscientes, acciones nuevas, cambios estructurales, hábitos sostenidos y contextos alineados que, poco a poco, reconstruyen tu forma de vivirte y de vivir.

Pero sí llega un momento. No siempre sabes identificar cuándo, pero de pronto algo ha cambiado de verdad. Lo notas en tu cuerpo, en tu energía, en tu calma, en tu manera de mirar el mundo. Y, lo más potente: los demás también lo notan. Te dicen cosas como: «Te veo diferente», «¿Qué has hecho?», «Estás más tú». No tienes que explicarlo, porque ya lo estás encarnando.

Como la mariposa. No se anuncia, no lo razona. Simplemente es un ser diferente, y todos lo pueden ver así. Esa es la señal, pero no de que hayas terminado el proceso, porque la vida es en gerundio, pero sí que la transformación se ha materializado, es visible y es irreversible.

Aquí y ahora. Vivir en gerundio

La transformación no tiene punto final. No hay un certificado que diga: «Ya está, ya lo lograste». Lo que hay es una vida que se recorre. Una vida donde a veces sembramos, otras cosechamos y muchas otras simplemente caminamos. Vivir en gerundio es vivir en proceso, en presente, en conexión.

La frase «vivir en gerundio» se la escuché por primera vez a Julieta París y se me quedó clavada como una verdad que mi cuerpo reconoció y que intento aplicar en mi vida.

El momento más cuántico que existe es este. El instante presente. Lo único real. Si no conecto con este momento, me pierdo a mí mismo. Me pierdo a la vida. Porque solo cuando estoy realmente aquí, sin anticiparme al futuro ni revivir el pasado, puedo escucharme con verdad.

Eckhart Tolle, en *El poder del ahora*, lo describe con una claridad que desarma: el sufrimiento nace casi siempre de la resistencia al momento presente, de la voz interna que dice: «Esto no debería estar pasando», «Esto tendría que ser distinto», «Esto ya tendría que haberse resuelto». Pero la vida no ocurre en esa narrativa. Sucede en lo que está ocurriendo. Aquí. Tal como es.

Cuando resistimos el presente, nos dividimos. Nos partimos por dentro. Vivimos entre la culpa o la melancolía del pasado y la ansiedad del futuro. Pero cuando lo habitamos, nos integramos. Y en esa integración, aparece una paz que no depende de que todo esté bien. Es una paz que nace de estar alineado con lo que es.

La presencia no es pasividad. Es una forma de poder. Un tipo de atención que no reacciona desde el miedo, sino que responde desde la consciencia. Como dice también Jon Kabat-Zinn, uno de los grandes referentes en meditación aplicada: «El momento presente es el único lugar donde la vida puede encontrarte». No hay transformación real sin presencia porque todo lo que no se vive desde el cuerpo, desde el ahora, se queda en idea.

Y quizá los mejores maestros en esto sean los niños. Ellos no necesitan manuales de meditación ni retiros espirituales. Cuando juegan, solo juegan. Cuando bailan, solo bailan. Cuando comen, solo comen. Están completamente ahí, sin otra intención que la de vivir ese instante. En su forma de habitar el mundo hay una sabiduría esencial que hemos ido olvidando.

Estar presente no es algo solemne ni ritualizado. Es mucho más sencillo. Tiene que ver con cada paso que das, con la manera en que escuchas, con cómo miras. No se trata de estar todo el tiempo sintiendo cómo respiras ni de hacer un escaneo emocional cada cinco minutos. Es caminar por la calle y detenerte un momento al escuchar a un músico tocando, sin mirar el reloj, sin sacar el móvil, solo escuchando. Y por un instante, tu mundo se reduce a esa canción y ese momento compartido. Es bajar al parque con tu hijo y ponerte a jugar al balón sin que exista nada más. Es estar donde estás, sin necesitar estar en otro lugar.

Vivir en gerundio no es una renuncia al cambio. Es una forma de comprender que la vida, como el río que fluye en gerundio, nunca se detiene. Y que justo cuando creemos haber llegado, cuando sentimos que por fin todo encaja, la corriente nos recuerda que todo sigue. No se trata de llegar a ningún destino final, sino de seguir avanzando, de forma consciente, por el cauce que elegimos.

Ese río sigue su curso. Y si no prestamos atención, si dejamos de escuchar, de sentir, de revisar..., podemos desviarnos. Volver a caer en lo de siempre. Por eso vivir en gerundio es realinearse una y otra vez. Volver al eje, a decidir. Volver a sentir si lo que estamos haciendo hoy sigue siendo coherente con lo que somos. Porque el ego no desaparece, solo cambia de forma. Se disfraza de éxito, de prestigio, de comodidad. Porque la transformación no se alcanza, se vive. Y vivirla significa estar en ella, momento a momento, sin perderse, sin dormirse, sin vender el alma por el aplauso.

Vivir es eso. Estar. Sentir. Corregir. Fluir.

Porque estar en el ahora no es una técnica. Se trata de una decisión vital. Una declaración silenciosa que dice: «Estoy aquí, completamente aquí, con lo que soy y con lo que hay». Y desde ese lugar, todo lo demás —la claridad, el impulso, el cambio— encuentra su cauce.

La psicoterapia espiritual, una necesidad vital

«He llegado a la conclusión de que nuestros corazones
y nuestras almas ansían la psicoterapia espiritual
y responden a ella mucho más que ante propuestas
puramente intelectuales o mecánicas».

BRIAN WEISS

Hay momentos en los que la vida no puede ser explicada. Momentos en los que la lógica no alcanza, la teoría no consuela, el análisis no transforma. Porque hay heridas que no viven en la mente, sino en el alma. Hay dolores que no se liberan con comprensión, sino con presencia. Y hay procesos que solo se abren cuando alguien nos mira sin juicio, nos escucha sin prisa y nos acompaña más allá de las palabras.

Es ahí donde aparece la psicoterapia espiritual. No lo hace como un enfoque esotérico ni como una promesa mágica, sino como un recordatorio profundo de que no somos solo historia, biografía, síntomas o pensamientos. Somos alma. Somos consciencia. Y sin tocar esa dimensión, la transformación queda incompleta.

Durante este libro hemos hablado de cuerpo, de hábitos, de decisiones, de biología, de trauma, de patrones inconscientes. Pero todo eso, en última instancia, necesita ser atravesado desde el alma. Porque la verdadera sanación no es solo eliminar un síntoma. Es volver a nosotros. Volver a ese lugar donde la verdad, el amor y la consciencia se tocan.

La psicoterapia espiritual no es una técnica, sino una manera de mirarnos a nosotros como seres sagrados que atravesamos una experiencia humana. Es dejar de vernos como fallos que hay que corregir y empezar a reconocernos como procesos que necesitan ser acompañados con compasión, claridad y propósito.

Y esa compañía no siempre vendrá de un terapeuta. A veces vendrá de una conversación honesta. Otras de una música que te atraviesa. A veces de un silencio compartido. Puede que de un libro o de una frase que llega justo cuando la necesitabas. Lo importante es entender que no estamos solos y que sanar no es solo entender, es recordar quiénes somos.

Pero todo esto solo puede comprenderse —y vivirse— desde lo que en este libro hemos llamado entendimiento profundo. Esa mirada más redonda, más humana y más sabia que no se queda en los bordes de la biografía ni en las etiquetas diagnósticas, sino que se adentra en el alma de la experiencia. Porque el alma también se enferma. Se fragmenta. Se desconecta. Y, muchas veces, lo que llamamos ansiedad, depresión o vacío existencial no es otra cosa que síntomas de esa desconexión. La psicoterapia espiritual no niega las herramientas clásicas, sino que las integra, pero añade algo que muchas veces falta: sentido. Sentido para los procesos que parecen absurdos. Sentido para los síntomas que no responden a tratamientos. Sentido para los dolores que no nacieron en esta vida, pero que esta vida nos pide sanar.

En este enfoque, lo que importa no es solo qué te pasa, sino quién lo está viviendo. No es solo de dónde vienes, sino hacia dónde te llama tu alma. No es solo lo que ocurrió, sino lo que tu consciencia quiere aprender de ello. Desde la psicoterapia espiritual, el terapeuta no es un técnico que aplica un protocolo: es un testigo sagrado, alguien que canaliza el espacio donde el alma puede hablar, donde la sabiduría interna puede emerger y el misterio no es evitado, sino honrado.

Y es ahí donde todo cambia. Cuando dejamos de intentar *arreglarnos* como si fuéramos máquinas y empezamos a escucharnos como seres en evolución, algo profundo se ordena. Una paz que no viene de la lógica, sino de sentirnos en casa en nosotros mismos.

Quizá por eso, más que nunca, la psicoterapia necesita de esta dimensión espiritual. No como adorno, sino como raíz. No como una opción más, sino como una necesidad vital en un mundo que tantas veces olvida que somos mucho más que lo que nos ha pasado.

Acaso por eso tú estás leyendo esto. Algo en ti ya lo sabía. Tu alma sabe.

Sabe que lo que duele también puede despertar.

Sabe que detrás de cada sombra hay una semilla esperando luz.

Y sabe —aunque a veces lo olvides— que no estás solo en este viaje. Y recuerda: sanar no es olvidar lo vivido. Es recordar lo esencial.

Y lo esencial es esto: tu alma tiene un plan, tu dolor tiene sentido. Y tu vida... guarda un propósito más grande del que imaginas.

Ahora que hemos caminado juntos hasta este punto, ya no se trata solo de creer que otra mirada es posible..., sino de sentir, con certeza, que otra mirada es necesaria.

EPÍLOGO

En el fondo he escrito este libro como una herramienta de sanación para mí mismo. Es la consecuencia de un año entero de reflexiones, llamadas telefónicas, largas conversaciones, dibujos, esquemas, escritos y lecturas. Una necesidad profunda de ordenar mi mente y aliviar mi propio sufrimiento para poder encontrar paz en mi alma y en mi corazón. Lo he hecho para comprender —aunque sea un poco— cómo se unen los puntos entre aquel momento de hace diez años, cuando se sembró una semilla, y lo que ocurrió hace uno, que desató una catarsis que cambió para siempre mi forma de entender la vida.

Aunque parecen tiempos distintos, están conectados de una forma no lineal, no lógica. Están unidos de manera alocal y atemporal, y han necesitado expresarse, a través de mi alma, como un todo.

Este libro ha sido esa expresión. Ese puente. Esa traducción. Espero que también pueda ser sanador para otras personas. Para quienes han perdido a un ser querido. Para quienes están viviendo una enfermedad o la de un familiar. Para quienes han sufrido un accidente que lo ha cambiado todo. Para quienes estén atravesando su noche oscura. Para quienes están en medio de una separación dolorosa, una crisis inesperada, un duelo o un vacío que no saben cómo llenar. Para quienes necesitan comprender con el alma lo que la mente aún no puede entender.

Mi tarea aquí ha sido ordenar. Poner palabras donde antes había confusión. Tejer un lenguaje claro para que lo complejo pueda ser recibido con suavidad. Y para que lo que a mí me costó cientos de horas de búsqueda, lectura, escritura y dibujo... a ti te llegue como una comprensión sencilla, directa al corazón.

Me alegraré profundamente al saber que el eco de estas palabras ha tocado otra vida además de la mía.

Gracias por llegar hasta aquí. Gracias por mirar conmigo. Gracias por recordar que otra mirada es posible. Y, sobre todo, necesaria.